Die Anatomie
des
Heinrich von Mondeville.

Nach einer Handschrift
der Königlichen Bibliothek zu Berlin vom Jahre 1304,
zum ersten Male
herausgegeben

von

Dr. Pagel,
prakt. Arzt in Berlin.

Berlin.
Druck und Verlag von Georg Reimer.
1889.

Seinen Lehrern,

den Herren Geheimen Medicinalräthen, Professoren

Rudolf Virchow

und

August Hirsch

in Dankbarkeit

ehrfurchtsvoll gewidmet

vom

Verfasser.

Der Mensch verwandelt sich und flieht von der Bühne; seine Meinungen fliehen und verwandeln sich mit ihm: die Geschichte allein bleibt unausgesetzt auf dem Schauplatz eine unsterbliche Bürgerin aller Nationen und Zeiten.

(Schiller in „Was heisst und zu welchem Ende studiert man Universalgeschichte?")

Praeclara aliorum studia et qualescunque in promovendis scientiis conatus, sicuti indignum est docto et honesto viro deridere, ita plane tum Reipublicae, tum felici scientiarum progressui summopere noxium.

(Baglivi, de praxi medica, Lib. I, Cap. IV § 1.)

Mit H. de Mondeville, der zu Ende des 13. und Anfang des 14. Jahrhunderts als Anatom und Chirurg in Montpellier und Paris wirkte, auch besonders als Leibwundarzt Philipps des Schönen und Lehrer des berühmten Guy de Chauliac bekannt ist, der ihn oft in seinen Schriften citirt, beschäftigen sich mehr oder minder ausführlich alle grösseren biographischen und historischen Quellenwerke der Medicin, so Sprengel (Lehrbuch 3. Aufl. II p. 590), Haeser (desgl. I p. 737, 768), Daremberg, der ihn consequent Mandeville nennt (Hist. des sciences méd. I p. 283, 298, 299, 303, 320), Haller (Bibl. anat. I p. 145; Bibl. chir. I p. 152), Éloy (Dict. histor. de la méd. II p. 506), die grosse 7 bändige Biogr. médic. (V p. 713), das Biographische Lexicon hervorragender Aerzte von Hirsch und Gurlt (IV p. 263), ferner ein grösserer Aufsatz von Henschel (im Janus II p. 149—151). Die beste biographisch-litterarische Studie, die wir bis jetzt über Mondeville besitzen, rührt von dem bekannten, erst 1885 verstorbenen, hervorragenden französischen Historiker der Medicin her, von Achille Chéreau. Zuerst in Paris 1863 in den Mémoires de la Société des Antiquaires de Normandie*) erschienen,

*) Unter dem Titel: H. de Mondeville, chirurgien de Philippe le Bel, roi de France. Avec portrait. 4. 46 pp. — Leider ist die

wird diese höchst schätzenswerthe Arbeit von Daremberg (l. c. p. 283 in einer Anmerkung) genannt, scheint aber leider von Haeser gänzlich übersehen worden zu sein. Wenigstens erwähnt sie dieser Forscher weder in seinem Lehrbuch, noch hat er es der Mühe für werth erachtet, über diese Monographie in den Canstatt'schen Jahresberichten zu referiren. Zwar weiss Chéreau über die eigentlichen Lebensschicksale Mondeville's, wie wir später sehen werden, auch nicht viel mehr zu berichten, als den übrigen, oben citirten Autoren schon bekannt gewesen ist; aber dafür giebt er, was bei den letzteren mit Ausnahme von Haeser nicht der Fall ist, neben einer eingehenden Würdigung der Bedeutung Mondeville's als Mensch und Chirurg eine durchaus authentische, sehr gründliche und ausführliche Analyse der bis heute noch unedirt gebliebenen Hauptschrift Mondeville's und dazu noch einige „courts extraits, pour que nos lecteurs fassent une connaissance plus complète avec le style et la latinité de notre écrivain“. — Bei aller Vollständigkeit und sonstigen Vortrefflichkeit leidet die genannte Biographie jedoch an zwei Mängeln: einmal ist nur die chirurgische Seite der Wirksamkeit Mondeville's berücksichtigt, dagegen im Vergleich hierzu der Thätigkeit dieses Mannes als Anatom und Lehrer der Anatomie nur sehr oberflächlich und in etwas geringschätzigem und absprechenden Tone gedacht worden; es sind nur die Kapitelüberschriften seines anatomischen Tractats gegeben, ferner eine Erklärung der im Text befindlichen Figuren, sonst aber weiter nichts. Und doch verdient diese anatomische Seite der Wirksamkeit Monde-

Separatausgabe dieses Werks vollständig vergriffen, auch antiquarisch in Paris nicht zu beschaffen gewesen.

ville's durchaus nicht so sehr gegenüber der chirurgischen in den Hintergrund gedrängt zu werden, weder in litterarischer noch in praktischer Beziehung. Im Gegentheil geniesst, wie u. A. Haeser mit Recht hervorhebt, unser Autor als einer der Hauptrepräsentanten der vor-Mondino'schen Periode auch als Anatom zum mindesten historische Bedeutung. — Ein zweiter Mangel der Schrift Chéreau's besteht in Folgendem: Bei der Aufzählung der noch vorhandenen Codices von Mondeville's Werk giebt Chéreau nur die Beschreibung der in den Pariser Bibliotheken vorhandenen, beiläufig und andeutungsweise wird auch noch einer handschriftlichen englischen Uebersetzung gedacht, die sich in der Bibliothek des R. C. P. Lond. befinden soll; dagegen vermisse ich die Erwähnung anderer Codices vollkommen, und doch hätte Chéreau wissen und schon der Vollständigkeit halber sehr gut noch anführen können, dass bereits 1845 sein Freund und Amtsgenosse Daremberg in seinem „Rapport d'une mission médico-litéraire en Allemagne" (p. 13), die er im Auftrage der französischen Regierung unternommen hatte, von zwei in der Königlichen Bibliothek zu Berlin vorhandenen Handschriften des Mondeville'schen Werks berichtet hatte, eine Mittheilung, die sicher in der sonst so ausführlichen Biographie Chéreau's nicht hätte fehlen dürfen. In der That sind wir so glücklich, die Königliche Bibliothek zu Berlin im Besitze zweier grösserer Codices zu wissen, deren Inhaltsangabe in Folgendem kurz gestattet sein mag: Der eine, einen stärkeren Quartband darstellende und im Catalog mit Ms. lat. No. 56 bezeichnete, enthält 1) die aus 174 Pergamentblättern bestehende Handschrift des chirurgischen Hauptwerks von Mondeville, bezüglich dessen genauerer Analyse ich auf

Haeser (l. c. I p. 768) verweise; ich will hier nur noch vervollständigen, dass die ersten 40 Blätter sehr sauber und deutlich geschrieben, auch für den weniger paläographisch geschulten Leser verhältnissmässig leichter lesbar sind, während die folgenden, besonders die letzten stark mit Abbreviaturen versehen, dazu wegen Anwendung einer äusserst blassen Tinte ausserordentlich an Deutlichkeit eingebüsst haben und ganz schwer lesbar sind. 2) Blatt 175 bis 195: J. de S. Amando, Revocativum memoriae, ein Compendium der Fieberlehre, schliesst mit den üblichen Worten: „Iste liber est scriptus, qui scripsit sit benedictus". 3) Blatt 196—293: Anonymi Lexicon medicum und 4) Blatt 294—301: Lanfranchi, de vuln. cur. et practicae avium et equorum. — Der andere, mehr dem Folioformat sich nähernde, aber weit dünnere Codex (im Catalog mit No.fol. 219, Manuscr. latin. bezeichnet) enthält nach einer von Haeser's eigener Hand herrührenden, auf einem Blatt zwischen Deckel und erster Textseite befindlichen und vom 19. October 1869 aus Berlin datirten Aufzeichnung: 1) Blatt 1—74 die (bekanntlich schon seit Jahrhunderten gedruckte, grosse) Chirurgie Lanfranci's (das erste Blatt sehr defect); 2) Blatt 75—77 incl. die Anatomie des Magister Richardus, von Haeser wahrscheinlich bei seiner damaligen Anwesenheit in Berlin copirt und 1875 dem cand. med. Florian zu Breslau*) zu seiner Inaugural-Dissertation über-

*) Zur Zeit praktischer Arzt und Director der Wasserheilanstalt „Ferdinandsbad" zu Ziegenhals in Schlesien. Für die gütige Uebersendung eines Exemplars dieser Arbeit sage ich dem Herrn Collegen auch an dieser Stelle meinen Dank. — Im Anschluss hieran verfehle ich nicht, den Herren Geh.-Rath Valentin Rose und Prof. Dr. Stern für liebenswürdiges hülfreiches Entgegenkommen während meiner

lassen; endlich 3) Blatt 78—87 incl. eine bis jetzt gleichfalls ungedruckte Anatomie des Heinrich von Mondeville aus dem Jahre 1304, „von grossem Interesse", wie Haeser bemerkt. Dieses, allerdings rein historische Interesse besitzt die letztbezeichnete Handschrift entschieden auch heute noch in unvermindertem Masse. Es ist bekannt, wie unfruchtbar für Medicin und Naturwissenschaft das Mittelalter gewesen ist. Abgesehen von den Leistungen der Araber, die hier nicht in Betracht kommen sollen, und von den äusserst dürftigen, aus der Salernitanischen Schule herrührenden, anatomischen Bruchstücken ist neben der erwähnten Anatomie des Magister Richardus das vorliegende Mondeville'sche Schriftstück meines Wissens das einzige, noch vorhandene und zwar recht typische schriftliche Denkmal von der Art, wie Anatomie und bezw. Physiologie an den frühesten Universitäten Europas zu Ende des 13. und Anfang des 14. Jahrhunderts gelehrt und getrieben, und von dem, was in dieser Hinsicht gewusst und geleistet wurde. — Indem ich mich nun der, wie ich hinzufügen darf, nicht geringen Mühe einer Copie der Handschrift unterzog, um sie hiermit weiteren Kreisen zugänglich zu machen, liess ich mich von dem Bestreben leiten, damit eine bisher noch bestehende Lücke auszufüllen und einen weiteren authentischen Beitrag zur Herstellung eines möglichst klaren und objectiven Bildes über den Stand der damaligen anatomischen Kenntnisse zu liefern. Es erschien mir dies um so mehr erforderlich, als die oben angeführte Dissertation, wie es einmal das Schicksal der

---

Arbeit in der Handschriftenabtheilung der Königlichen Bibliothek, sowie für mannigfache paläographische Belehrung Herrn Privatdocent Dr. S. Loewenfeld öffentlich meinen innigsten Dank abzustatten.

meisten Dissertationen zu sein pflegt, sehr wenig bekannt ist, andererseits die im Uebrigen überaus verdienstvolle Monographie Chéreau's, wie bereits hervorgehoben, nur den Chirurgen Mondeville zum Gegenstand ihrer hauptsächlichsten Betrachtung macht. — Die Handschrift gewinnt noch mehr an Bedeutung und Werth dadurch, dass es sich bei ihr zugleich um eine Art von chirurgischer Anatomie handelt; vermuthlich stellt sie den im Berliner und in einigen Pariser Handschriften fehlenden ersten Tractat des chirurgischen Hauptwerks Mondeville's dar, welcher, wie Chéreau berichtet, in Folge seiner äusserst vielseitigen Lehr- und practischen Thätigkeit nicht mit ungetheilter Kraft sich litterarischen Arbeiten widmen und daher dies Werk auch nur absatzweise herausgeben konnte, bezw. als Torso hinterlassen musste. Die Kapitelüberschriften unserer anatomischen Handschrift stimmen fast genau mit den von Chéreau aufgezählten überein, und wenn auch aus den Eingangsworten der Schluss vielleicht berechtigt sein könnte, dass es sich hier, wie Haeser meint, nur um die von einem Zuhörer nachgeschriebenen anatomischen Vorlesungen Mondeville's handelt, so lässt es sich doch, ohne besonderen Zwang, nicht ganz von der Hand weisen, entweder in dieser Handschrift eine Ergänzung zu den unvollständigen Codices zu sehen oder ein selbständiges Erscheinen dieses ersten (anatomischen) Theiles aus dem oben bezeichneten Grunde anzunehmen, eine Behauptung, die um so plausibler erscheinen dürfte, als auch unsere Handschrift mit 13 Figuren ausgestattet ist, also genau mit dem übereinstimmend, was schon Haller von Mondeville (l. c.) bemerkte: „Anatomen demonstrabat in tredecim figuris"; freilich spricht dagegen hinwiederum die Angabe Chéreau's, wonach ein Pariser Text von 14 Figuren und zwar ganz anderer Art, als in unserer Handschrift, begleitet wird, ferner das anscheinend wohl ziemlich sicher feststehende Factum, dass Mondeville überhaupt erst im Jahre 1306 die Abfassung seines Hauptwerks begonnen hat, während der vorliegende Text (cfr. pag. 16) aus dem Jahre 1304 stammt. Doch dem sei, wie ihm wolle — vorerst möchte ich, bevor ich zur Handschrift selbst komme, die Gelegenheit nicht unbenutzt vorübergehen lassen, ohne ein Versäumniss in der deutschen Litteratur wieder nachzuholen und dem Leser gleichsam als Einleitung zum Text noch eine Analyse der erwähnten Chéreau'schen Biographie Mondeville's vorzuführen:

Zunächst schildert der Verfasser den traurigen Zustand der Chirurgie in Frankreich um die Mitte des 13. Jahrhunderts. („Cette belle science, soeur jumelle de la médecine, en avait éte séparée vers le commencement du XIe siècle, soit par caprice, soit parce que le même homme ne pouvait faire face aux nombreuses obligations que les deux fonctions réunies lui imposaient, soit par la répugnance des médecins, revêtus par la plupart d'un caractère sacerdotal, a se servir des instruments tranchants et à répandre le sang: Ecclesia abhorret a sanguine"). Die Folge dieser unheilvollen Trennung der Medicin von der Chirurgie war, dass letztere in die Hände von kurpfuscherischen Laien, Charlatanen und Empirikern gelangte („des barbiers, des sorciers, des devins, des ermites, des fourbes, des faussaires, des alchimistes, des courtisanes, de vieilles femmes, des Juifs convertis, des Sarrasins"). Diesem Zustande machten erst in der zweiten Hälfte des 13. Jahrhunderts aus Italien (in Folge der dortigen Streitigkeiten zwischen den Welfen und Ghibellinen) nach Paris ausgewanderte Chirurgen ein Ende, Roger von Parma, Bruno von Calabrien, Lanfranci aus Mailand, Thaddeus aus Bologna, Hugo aus Lucca, Nicolaus aus Florenz, Wilhelm von Saliceto und die bekannten „vier Meister“ aus der Salernitanischen Schule. Zu ihnen gesellte sich später als Reformator der Chirurgie und wissenschaftlicher Bearbeiter derselben Heinrich von Mondeville*). Seine Vorzüge schildert Chéreau (p. 3) wie folgt: „Nourri à une saine école philosophique, l'esprit enrichi par la lecture de quelques auteurs de l'antiquité, savant en médecine, familiarisé avec la chirurgie qu'il enseigna tout en la pratiquant, chirurgien autorisé à la Cour de France, ennemie implacable du charlatanisme et du l'empirisme, homme de science avant tout, d'un caractère indépendant, quelque peu frondeur même, champion toujours prêt, lorsqu'il sagissait de combattre des erreurs du peuple, les folies des alchimistes, tel fut le personnage trop peu connu, dont nous allons nous occuper“. Sein Geburtsort ist wahrscheinlich der kleine Ort Mondeville, 4 Kilometer von Caen (in der Normandie) entfernt. Zeit seiner Geburt und die ersten Lebensschicksale sind nicht genau bekannt. Vermuthlich besuchte er zuerst die grossen Städte Italiens und studirte dann Medicin in Montpellier und Chirurgie in Paris mit solchem Erfolge, dass er nicht lange nach beendigter Studienzeit in beiden Disciplinen selbst als Lehrer

*) Es finden sich noch folgende Schreibweisen dieses Namens: Mundeville, Mondaville, Mundaville, Hermondaville, Amondaville, Amundaville, Amandaville, Mandeville, Armandaville und selbst Amanda ville. Die unzweifelhaft richtigste ist die obige.

auftreten konnte. Aus einigen Stellen seiner Schrift geht hervor, dass Jean Pitard, tüchtiger Chirurg und Leibwundarzt Philipps des Schönen, sein einflussreichster Lehrer und Protector gewesen ist, dem er es zu danken hatte, dass er 1301 zum ersten Male gleichfalls an den Hof des letztgenannten Monarchen berufen wurde; dieser hatte damals bereits eine 16jährige Regentenzeit hinter sich. Vom 28. April bis zum 29. October 1301 begleitete er ihn auf einer Reise nach Flandern. Dies ergiebt sich aus einer von Cocchi zuerst entzifferten Wachstafel (cf. Cocchi, Lettera critica sopra un manoscritto in cera, Firenze 1746, 84 pp. „Magister Henricus de Amondaville, pro duodecis XX et XIV diebus cum liberis regis at in Curia, et IX diebus extra usque ad vadia XLI l. II s. III d. habuit per J. Britonum“). Seine Collegen am Hofe waren Giacomo aus Siena, Giovanni aus Padua, Jean Pitard, dazu die Aerzte: Joh. von Paris, Guillaume de Gross und Guillaume d'Aurillac oder, wie er noch heisst: Guillaume Bauffet (starb als Bischof von Paris am 30. Dezember 1319). Mondeville genoss am Hofe eine sehr angesehene Stellung. 1306 scheint er zuerst an die Verwirklichung des längst gehegten Planes der Herausgabe eines vollständigen, auf fünf Bände berechneten systematischen Werkes über Chirurgie gegangen zu sein, besonders auf Anregung von Bernard de Gordon, einem hervorragenden Vertreter der medicinischen Facultät zu Montpellier. Indessen seine Lehr- und praktische Thätigkeit als Hof-, Leib-, Civil- und Militair-Wundarzt, dazu die Nothwendigkeit, durch Privatpraxis die Mittel zum Lebensunterhalt herbeizuschaffen, liessen eine regelmässige litterarische Beschäftigung nicht zu. Erst 1312 konnten in Folge dessen die beiden ersten Bücher fertig gestellt werden. Dann musste er dem Bruder seines Gönners, Charles de Valois, als Armeechirurg nach Arras und England folgen, und konnte von dieser Stellung erst nach längerer Zeit und auf seinen besonderen dringenden Wunsch befreit werden. Er begab sich nach Paris zurück, stellte hier das dritte Buch bis zur zweiten Abtheilung incl. fertig, lieferte von den übrigen Abtheilungen noch die Kapitelüberschriften und ein Antidotarium; weiter aber konnte er es nicht bringen, da er mittlerweile erkrankte und bald an einem Leiden der Respirationsapparate (Asthma oder Phthisis) starb. Vermuthlich fällt sein Tod in die Zeit von 1317—1320. Sein Lehrer Pitard überlebte ihn noch (starb erst nach 1328). — Im Anschluss an diese Skizze folgt nun die Beschreibung der acht Pariser Codices, der oben erwähnten englischen Handschrift, ferner die Erwähnung einer möglicherweise noch in Wien vorhandenen Handschrift*), eine französische Uebersetzung des grössten Theils der Vorrede, eine Erklärung von 14 einem Manuscript beigegebenen anatomischen Miniaturen und endlich p. 17—46 eine eingehende Analyse des eigentlich chirurgischen Theils des Werkes selbst mit einigen Auszügen (theils in der Ursprache, theils in französischer Uebersetzung wiedergegeben). — Das ist im Wesentlichen der Inhalt der Chéreau'schen Biographie Mondeville's.

*) Nachträglich habe ich in den „Tabulae codicum manuscriptorum etc. in bibliotheca Palatina Vindobonensi asservatorum" (edidit Acad. Caes. Vindobon. Vol. II, Cod. 2001—3500, Wien 1868) sub No. 2466 noch verzeichnet gefunden: (Hohend. Q. 86) m. XIV. 160 4°. [1]) 1^a—24^b: Henricus de Acmondavilla, Practica chirurgiae theorioe roborata. Incip. 'In honorem laudem' . . . . Expl. 'in algorismo sic A' nebst 15 weiteren med. Handschriften.

Uebrigens war Mondeville, wie aus einer Stelle in der Einleitung zu seiner Chirurgie hervorgeht, unbeweibt*).

Bezüglich unserer, nunmehr folgenden Handschrift seien noch einige erläuternde Bemerkungen gestattet: Der Text zeichnet sich durch eine klare und leicht verständliche Sprache aus, sodass der Leser ohne weiteren Commentar sich ein Bild von den im Wesentlichen nach Galen und Avicenna auf Grund von Thiersectionen wiedergegebenen anatomischen und physiologischen Anschauungen der damaligen Zeit machen kann. Wo mir in der Handschrift eine Stelle unleserlich bezw. unklar erschien, ist ein ? in Parenthese beigefügt. Die zahlreich eingestreuten physiologischen Bemerkungen werden mit der stereotypen Formel eingeleitet „Utilitas hujus creationis est“ oder „fuit“ etc. — Die Chirurgie nennt Mondeville das Tertium instrumentum medicinae (Hülfsmittel der Heilkunst) ganz nach Galen; die beiden anderen sind Diät und Medicamente. — An manchen Stellen ist die Aehnlichkeit dieser Handschrift mit der Anatomie des Magister Richardi unverkennbar, z. B. bei der Definition des Begriffs Anatomie. — Eigentlich chirurgische Bemerkungen finden sich wenige vor; wohlthuend berührt gleich zu Anfang der Passus, wo Mondeville die grosse Wichtigkeit anatomischer Kenntnisse für den Chirurgen hervorhebt. Und nun lasse ich die Copie der Handschrift selbst folgen:

*) „Ideo ego, non uxoratus, ut predictum est, non prebendatus, nec alicui aut aliquo servicio obligatus, nec ab aliquibus habens stipendium in expensis etc.“ (im Prohoemium zum III. Tractatus der Chirurgie).

I[a] In nomine domini amen. Incipit anathomia quae spectat ad cyrurgicum instrumentum, ordinata in monte pessulano a magistro hinrico de munda villa, illustrissimi regis Francorum cyrurgico, ad instantiam quorundam venerabilium scolarium medicinae, secundum quod ostensa fuit et prosecuta sensibiliter et publice coram ispsis anno domini MCCCIV.

Sicut dicit Galenus sexto de ingenio sanitatis*), necessarium est cyrurgico scire anathomiam, ne credat, latum ligamentum esse pelliculam et rotundum esse nervum et cadat in suis operationibus in errorem. Idem ostendit brunus et magister alfrancus et omnes practicantes quicunque summas de cyrurgica ediderunt. Hoc idem potest manifeste et sensibiliter apparere, quoniam, si cyrurgicus sectator nesciat anathomiam corporis humani et compositionem ipsius et membrorum, procul dubio incidet inscindendo corpus aut membrum in suis operationibus in errorem, quemadmodum cecus scindens lignum, qui quandoque credit infigere gladium in ligno secundum ejus latitudinem infigens ipsum secundum ejus longitudinem fortiter et impellens plus de ligno scindit aut findit in quadruplo quam credebat. Item si cyrurgicus secator aut faciens incisiones anatomiam membrorum et totius corporis humani non cognoscat eo modo, quo cecus de coloribus naturaliter judicat, de humano corpore judicabit. Item hoc idem apparet, quoniam nullus artifex in subjecto quod ignorat, regulariter operatur. Cum ergo corpus humanum in tota arte medicinae sit subjectum, cujus cyrurgia est tertium instru-

*) Ueber diese, auch in dem eigentlich chirurgischen Theil von Mondeville mehrfach citirte, apokryphe Schrift Galen's cfr. die Kühn'sche Ausgabe Band I pag. CCXV und CCXVI.

mentum, sequitur, quod cyrurgus faciens incisiones in humani corporis partibus et in membris ejus anathomiam ignorans et compositionem in ipso nunquam poterit regulariter operari. — Probatum est ergo auctoritatibus sensibiliter et per rationes, quod necessarium est cyrurgico secatori scire anathomiam et compositionem totius corporis humani, sin autem operando in ipso cadit in suis operationibus in errorem. — His visis videndum est, quid sit anathomia et unde dicatur. Anathomia dicitur ab ana, quod est rectum, et thomos, divisio, quae recta divisio. — Quamvis quaelibet recta divisio cujuslibet divisibilis possit dici anathomia, attamen hoc non anathomia per excellentiam appropiatum est rectae divisioni corporis humani, quoniam hujusmodi corporis humani divisio magis necessaria, magis utilis, magis artificialis est quam aliquae alia divisio alicujus alterius corporis divisibilis, ut apparet, unde cum sit sermo de anathomia specialiter nullo addito intelligitur de recta divisione humani corporis aut membrorum. — Ut autem ad hujusmodi anathomiam accessus facilior habeatur, nota, quod par idem habet esse corpus humanum et cognosci. Similiter quodlibet aliud; sed corpus humanum habet esse per suas partes, ergo per easdem habet cognosci; sed ejus partes nihil aliud sunt quam membrum. Ergo per membra cognoscitur ipsum corpus, et quia unumquodque in complexu dupliciter cognoscitur, scilicet via diffinitiva Ib
et divisiva, ideo quid sit membrum diffinite et divisive videamus. — Membrum est pars solida corporis ex parte ipsorum commixtione generatum, sicut dicit Avicenna libro I fen. I doctrina V cap. 1. Membrorum quaedam sunt consimilia, quaedam officialia. Consimilia membra sunt omnia quae intrant compositionem officialium, sive sunt simplicia,

ut caro, nervus, sive composita, ut corda, musculus, manus et digitus etc., quae intrant compositionem brachii. Officialia sunt omnia quae habent officium in corpore sicut corda, musculus, manus, brachium etc. Membrorum consimilia quaedam sunt simplicia, ut nervus, caro, quaedam composita, ut corda, musculus. Membrorum consimilium simplicium quaedam sunt spermatica, quaedam non. Consimilia simplicium spermatica sunt VI: os, cartilago, ligamentum, nervus, arteria, vena; consimilia simplicium non spermatica sunt V, scilicet caro, pinguedo, adeps, axungia, villus. Ista praedicta simplicium tam spermatica quam non spermatica consimilia quantumcunque in minimas partes dividantur: quaelibet pars eorum nominatur nomine totius, ut minima pars ossis est os, et nervi nervus etc. — Sunt ergo in toto corpore membra consimilia simplicia VI et eorum minima pars nominatur nomine totius sui. — Ultra ista supradicta sunt aliqua consimilia in corpore, quae ejus compositionem intrant et dicuntur a quibusdam membra, a quibusdam dicuntur superfluitates membrorum, et non quaelibet minima pars separata nominatur nomine sui totius, et sunt quattuor: medulla, unguis, pilus, capillus. Ex praedictis membris consimilibus simplicibus et ceteris adminiculativis, quae dicuntur membra vel membrorum superfluitates, componuntur omnia membra corporis et etiam totum corpus. Membra consimilia composita ex praedictis consimilibus simplicibus, quorum quaelibet pars separatur, non nominantur nomine sui totius, et quae dicuntur officialia, quia habent officium in corpore; quaedam sunt pure penitus spermatica, quaedam partim spermatica et partim non spermatica. Composita pure spermatica consimilia vel officialia diverso respectu sunt: corda, panniculus, cutis.

Composita consimilia vel officialia partim spermatica et partim non spermatica sunt duo: musculus et lacertus. — Visis praedictis, diffinitiones, anathomiam, compositionem, utilitates, juvamenta singulorum membrorum praedictorum videamus per ordinem.

Anathomia et juvamenta membrorum consimilium simplicium supradictorum, quorum fuit jam numerus praedictus.

Os est membrum consimile simplex, pure spermaticum, ultimum in duritie, compositione frigidum et siccum, insensibile, inflexibile. Utilitas creationis ossium in corpore fuit, ut totum corpus et ejus membra singula sustentarent. Utilitates, quare fuerunt ossa plura, non unicum, duae sunt: prima est, quod necessarium fuit unum membrum moveri sine alio, quod, si esset in toto corpore unicum, non posset fieri ullo modo. Secunda est, quod necessarium est ossa divisa exercere officia in corpore, quae nullo modo possit
os unicum exercere. Ossa corporis totius sunt CCII, sicut IIa
posterius apparebit; sed cum aliqui de duobus faciunt unicum aut de unico duo aut plura, secundum hoc numerus ossium poterit minui vel augeri. — Cartilago est membrum consimile simplex spermaticum proximum in duritie ipsi ossi, frigidum et siccum compositione, insensibile et flexibile. Utilitates creationis cartilaginis in corpore sex fuerunt: prima, ut continuatio ossis duri cum membris mollibus non fieret sine medio mediante; secunda, ne hora percussionis et compressionis a membris duris membra mollia lederentur; tertia, ut ossa juncturarum, quae in extremitatibus cartilaginosa sunt, molliorem confricationem habeant in juncturis. Quarta, quia necessarium erat, alicubi

infigere aliquo in membro mediocriter duro sicut in epygloto apparet. Quinta, quod necessarium est aliqua membra sustentari, plicari, ampliari, ut nares, aures etc. Sexta, ut cartilago suppleret ossis officium sustinendo aliquos musculos moventes aliqua membra sicut est in palpebra superiori. — Ligamentum est membrum consimile simplex spermaticum et proximum in duritie cartilagini, frigidum et siccum, compositione flexibile, insensibile, habens ortum ab ossibus, quae colligat et est idem, quod thenantos. Utilitates creationis ligamenti vel thenantos in corpore quattuor sunt: prima, ut colligaret ossa, quod necessarium erat, ut multa ossa unum corpus sustinerent et ut moveretur unum membrum sine altero. Secunda, ut componeretur cum nervis ad compositionem cordarum et musculorum. Tertia, ut sint quorundam nervorum sedes. Quarta, ut per ipsum suspendantur quaedam membra interiora, quae suspensione indigent, ut matrix, intestina etc. Utilitas flexibilitatis ligamenti fuit, ut unum membrum possit moveri sine altero. Utilitas ejus insensibilitatis fuit, ut non lederetur in motu multiplici juncturarum. — Nervus est membrum consimile simplex spermaticum, mediocre in duritie et mollitie, frigidum et siccum compositione, flexibile, sensibilissimum, forte, tenerum, habens ortum a cerebro et nucha, portans ab ipsis ad singula membra sensum et motum. Utilitas creationis nervorum in corpore fuit, ut a cerebro et nucha motum et sensum ad singula membra apportarent. Numerus nervorum principalium LXXV, de quibus VII paria oriuntur a cerebro; a nucha oriuntur XXX paria et unus nervus sine pari. Nervi habentes ortum a cerebro dicuntur sensitivi, habentes ortum a nucha dicuntur motivi; utrique tamen virtutem habent sensitivam et motivam. —

Arteria est membrum consimile simplex et spermaticum,
medium in duritie et mollitie, nervosum, concavum, habens
ortum a corde, portans ab ipso sanguinem vitalem et
spiritum et calorem, frigidum et siccum, compositione sub- 11b
stantiali, calidum tamen et siccum habito respectu ad ea
quae continet. Utilitates creationis arteriarum in corpore
tres fuerunt, prima, ut per earum dilatationem aer ad cor-
dis refrigerium attrahatur, secunda, ut per earum constric-
tionem ipsius cordis fumositas expellatur; tertia ut per
ipsas a corde calor vitalis et spiritus ad membra diffun-
datur. — Vena est membrum consimile simplex spermati-
cum, medium in duritie et mollitie, nervosum et concavum,
habens ortum ab hepate, portans ab ipso ad singula mem-
bra sanguinem ad nutrimentum, frigidum et siccum, com-
positione substantiali, calidum tamen et humidum habito
respectu ad contentum. Utilitas creationis venarum in
corpore est, ut sanguinem nutrimentum ab hepate ad sin-
gula membra deportarent.

Anathomia membrorum consimilium simplicium non spermaticorum, quorum numerus est praedictus.

Caro est membrum consimile simplex non spermaticum tendens versus ultimum mollitie, creatum ex grossa portione sanguinis menstrui a calore condensante, calidum et humidum compositione, insensibile, tendens versus ruborem sanguinis. Utilitates creationis carnis sunt plures et diversae, ad quas supplendas non sufficeret carnis unica species; ideo necessarium fuit ejus esse tres species, una mollis, secunda grossa, viscosa, tertia glandulosa. Utilitates carnis mollis sunt duae, prima ut repleat concavitates

aliorum membrorum consimilium ad bonam formam, secunda ut cetera membra consimilium dura ad invicem sine medio non confricent. Utilitates carnis durae, viscosae continentur in anathomia musculorum. Utilitates creationis carnis glandulosae in corpore sunt duae: prima est, ut convertat sanguinem ad calorem sui consimilem sicut caro mammillarum et testiculorum, secunda ut superfluitate a membris principalibus ut ab hepate et ceteris attrahat et recipiat raritate. — Pinguedo est membrum consimile simplex non spermaticum, mollius carne, creatum ex subtili portione sanguinis menstrui, ex frigido coagulata, frigidum et humidum compositione, insensibile, album in colore; et est intermixta cum carne. — Adeps est membrum consimile etc. sicut pinguedo et est a carne separata inter carnem et cutem. — Axungia est membrum consimile etc. sicut prius, a carne separata, existens interius circa renes et intestina. — Ista praedicta conveniunt sicut species ejusdem generis. Similiter conveniunt quae omnia intrant compositionem corporis humani. Similiter conveniunt, quia ex quolibet istorum liquefacto fit sagimen et sepum. Sed differunt si praedicta sint ex animalibus non ruminantibus, ut es porcus; ex eis liquefactis fit sagimen; sed si sint ex animalibus ruminantibus, ut est bos, ovis, capra, ex eis liquefactis fit sepum. A praedictis tribus differunt sepum et
III^a sagimen, quia sepum et sagimen in propria forma non intrant corporis compositionem sicut praedicta, sed ab eis fiunt per eorum dissolutionem. Differunt similiter sepum et sagimen, quia sagimen est comestibile et magis unctuosum et humidum quam sepum; sepum autem comestibile non est. — Crassities et unctuositas sunt nomina synonyma et sunt genus ad omnia supradicta. Utilitates creationis isto-

rum omnium in corpore sunt duae: prima ut membris istis circumdata per ea fortificentur et attractione, retentione, digestione, expulsione; secunda ut membra sicca eis vicinantia, sicut renes et similia, unctuositate et humiditate sua humefaciant et irrorent. — Villus est membrum consimile simplex gracile oblongum intrans compositionem lacerti; si sit carneus et sensibilis, calidum et humidum non spermaticum; si sit nerveus, sensibilis, frigidum et siccum spermaticum. Est autem membrum, quia pars solida etc.

Anathomia et utilitates membrorum consimilium compositorum et pure spermaticorum, quae possunt dici officialia, quorum numerus est praedictus.

Corda est membrum consimile vel officiale compositum, pure spermaticum, nervosum, forte, tenax, mediocre inter duritiem et mollitiem, flexibile, mediocriter sensibile. Utilitates creationis cordarum in corpore in anathomia brachii videbuntur. — Panniculus est membrum consimile vel officiale compositum pure spermaticum, nervosum, forte, tenax, medium inter mollitiem et duritiem, flexibile, multum sensibile, tenue. Utilitates ejus creationis in humano corpore tres sunt: prima ut res plures in eodem corpore colliget et conjungat, sicut conjungit panniculus ossa ligans craneum; secunda, ut quaedam membra ab aliis suspendat, ut renes a dorso; tertia, ut quaedam membra, quae per se insensibilia sunt, per panniculos ea circumdantes sensibilia sint facta. — Cutis est membrum consimile vel officiale compositum, pure spermaticum, nervosum, forte, tenax, mediocre in duritie et mollitie, flexibile, multum sensibile, tenue, temperatum compositione, totum corpus a parte exteriori circumdans. Utilitas temperamenti cutis in suis qualitatibus fuit, ut temperate sentiret, quia, si excellenter sentiret ut nervus simplex, nullatenus possit homo se exponere excellenti frigori vel calori. Utilitas sensibilitatis cutis fuit, ut corpus per totam cutem involutum inscienter a sensibilibus nocitamentis extrinsecis non ledatur.

Anathomia et utilitates membrorum consimilium compositorum quae sunt partim spermatica et partim non spermatica et possunt dici officialia, quorum numerus est praedictus.

Musculus est consimile vel officiale compositum partim spermaticum et partim non spermaticum, sensibile, mediocre
III[b] inter duritiem et mollitiem, in extremitatibus gracile, in medio grossum, aliquantulum in forma arcuatum, praestans motum aliquibus membris officialibus naturalem. Utilitates creationis et compositionis musculi in anathomia brachii ostendentur. — Lacertus est membrum consimile vel officiale compositum partim spermaticum et partim non spermaticum ex subtilissimis vilis vel filis carnis simplicis et nervosis.

Anathomia superfluitatum intrantium compositionem corporis humani quae videntur esse membra et non sunt.

Medulla est superfluitas nutrimenti ossium ex grossa et unctuosa ejus portione creata, in ossium compositionibus habens locum. Utilitates creationis ejus et quare fuit in ossium concavitatibus, fuerunt tres: prima, ut ossa aliquantulum fortificet, ne frangantur; secunda, quia sanguis, quo nutriuntur ossa, differt ab eorum compositione, ideo retinetur medulla in eorum concavitatibus, ut per diuturnam moram assimiletur ossibus in substantia et colore, ut ex ipsa ossa necessitatis tempore nutriantur; tertia, ut humiditate et unctuositate prohibeat ne ossa deveniant ad ultimam siccitatem. — Unguis et superfluitas membrorum generata ex grosso et terrestri fumo resoluto ab humoribus actione caloris naturalis, durior carne, mollior osse, frigida et sicca compositione, sita in extremitatibus silvestribus digitorum, continue crescentes secundum longitudinem, modicum flexa et rotunda. Unguis non est membrum, quod non generatur ex prima humorum commixtione. Utilitas, quare fuit unguis mediocriter dura, fuit, quia si esset ultimo dura, frangeretur, si nimis mollis, non teneret firmiter apprehensa. Utilitates, quàre est parum flexa, fuerunt tres: prima, ut melius apprehendat et retineat subtiliter apprehensa, ut pilos et acus etc.; secunda, ut homo cum ipso se scalpat, quando prurit; tertia, ut cum ungue radat, rumpat, findat aliqua, dum oportet. Utilitas quare in extremitatibus est digitorum, ut eos conservet, sicut anulus fervens(?) aut simile quod ligat manubrium(?). Utilitas quare est in parte silvestri, quia illa est pluribis exposita nocitis. Utilitas, quare non est in parte domestica, quia tactum partis illius impediret. Utilitas, quare continue secundum longum augmentatur, quia si non: penitus deficerent, cum in suis operationibus consummantur. Utilitas, quare est rotundus, ut melius resistat extrinsecis nocumentis. — Pilus est superfluitas membrorum creata ex fumo grosso progrediente a materia viscosa condensata a calore igneo resolvente ejus subtile et residuum condensante ad formam pili. Utilitates pilorum et capillorum dicentur in anathomia capitis. Capillus est capitis pilus.

Anathomia capitis.

Quicunque vult anathomiam capitis ostendere intus vel extra, subtiliter et perfecte, ipse debet habere craneum artificiale, aperibile formatum, per veras commissuras di-
IV^a visum in quattuor partes, quod cum anathomiam extrinsecam ostenderit, aperire possit, ut sensibiliter anathomia panniculorum et cerebri videatur. Debet autem dictum craneum exterius esse minutum aliquibus, quae capillorum et cutis et carnis lacertosae et panniculi ossa ligantis vices gerant. Debet similiter interius aliquid esse fictum, quod sensibiliter formam panniculorum et cerebri repraesentat. — Caput humanum, quod spectat ad cyrurgicum instrumentum, ex tribus principalibus partibus est compositum vel creatum: prima ex parte carnosa, quae est extra craneum, secunda ex craneo, tertia ex panniculis et cerebro; pars carnosa composita est ex quattuor partibus principalibus, id est, ex capillis, ex cute, ex carne lacertosa, ex panniculo ossa ligante.

Anathomia capillorum.

Capillus est capitis pilus. Capillus est creatus ex fumo grosso progrediente ex materia viscosa, condensante a calore igneo, resolvente ejus subtile et residuum condensante ad formam pilli et capilli, et quod deus et natura nihil faciunt frustra, ideo videndum est, quae sint utilitates et juvamenta singularum partium capitis et deinde singularum partium totius corporis per ordinem, secundum quod successive de uniuscujusque ipsorum anathomia fiet sermo. Utilitates creationis capillorum in capite sunt quattuor: prima ut cerebrum et totum caput defendant a calore et frigore et aliis extrinsecis nocumentis, secunda ut caput sit formosius, unde, nisi essent capilli, jam essent caput et facies difformes; tertia ut capillorum color supra complexionem (?) cerebri attestetur, quarta ut fumi capitis per eos exalent, quod si ex materia capillorum generaretur, cutis non posset per ea exalare.

Anathomia cutis.

Cutis capitis est lacertosa, spissa, magis porosa, quam cutis alterius partis vel membrorum. Utilitates ipsius sunt duae, prima ut praeservet cerebrum a frigore et calore et ceteris extrinsecis nocumentis; secunda, ut frigus et calorem praesentiat, quod non praesentiunt capilli et pili et ossa non sentiunt. Utilitas quare cutis capitis est magis porosa quam cutis alterius partis, quod per ipsam oportet fumos capitis exalare. Utilitas, quare fuit magis spissa quam cutis alterius partis fuit, quia si cum hoc quod est magis porosa, non esset magis spissa, tunc non defenderet ab extrinsecis nocumentis cerebrum. Caro lacertosa capitis extrinseca est immediate supposita ipsi cuti et supposita panniculo ossa liganti et est composita ex subtilissimis venis carnis, villis simplicis (?) nervorum venarum et arteriarum, sicut ceteri lacerti totius corporis, ut praevisum est. Utilitates creationis lacertorum dictorum in capite et in singulis membris corporis videamus: prima utilitas creationis lacertorum capitis est, ut ipsum defendant ab extrinsecis nocumentis. Secunda, quae est communis lacertis capitis IVb
et totius corporis, ut spissitudine sue confortent digestiones membrorum suppositorum, tertia ut mediantibus lacertis singula membra nutimentum attrahant, retineant, digerant et expellant. Sub dictis lacertis in capite transeunt supra panniculum ossa ligantem venae venientes ab hepate ab

intus et extra per foramen ossis basillaris, transeuntes ad partem dictam lacertosam exteriorem nutriendam, ut videbitur in anathomia brachii, subintrantes per craneum per mediam ejus commissuram, portantes cerebro et panniculis ejus sanguinem nutrimentum, quarum venarum anathomiam et utilitates videbimus in sequenti.

Anathomia panniculi ossa ligantis.

Sub praedictis lacertis et venis immediate est panniculus capitis ossa ligans, qui est continuus cum dura matre et de ejus substantia differens ab ipsa, quoniam ipsa est magis propinqua cerebro et est intra craneum; panniculus dictus est ab extra et continuatur similiter in omnibus cranei commissuris. Utilitates creationis ejus fuerunt duae: prima ut colligantia sua forti ossium cranei convinctionem debilem fortificent et confirment; secunda ne craneum, quod est ultimo durum, et lacerti, qui sunt molles, ex immediata confricatione lederentur.

Anathomia cranei.

Secunda pars principalis componens caput est pars ossuosa i. e. craneum est os ex pluribus ossibus compositum mediantibus commissuris superficialibus interius et exterius durum, planum in superficiebus, in medio spongiosum, in forma rotundum, aliquantidum oblongum. Compositio cranei fuit ex pluribus ossibus propter duas utilitates communes, quarum una sumitur ex parte necessitatis eorum quae sub ipso craneo aut interius continentur. Utilitas prima compositionis cranei ex pluribus ossibus sumpta ex necessitate ejus ossium est triplex: prima, quod si esset unicum os, jam laesio facta in aliqua ejus parte communicaretur ipsi toti;

secunda, quia cum opporteret, ipsum esse in altera parte durum, in altera molle, cum percuteretur dura, mollis plicaret; tertia, quia aliquando eodem ictu incurreret duas lesiones, quia, cum percuteretur in parte dura, possit vulnerari in eadem et cum hoc possit pars mollior complicari. Utilitas secunda plurificationis ossium scilicet cranei sumpta ex parte eorum quae sub ipso continentur, fuit quadruplex: prima ut venae portantes cerebro nutrimentum descenderent per commissuras, quod non fieret, si craneum esset unicum os continuum et divisum (?); secunda ut nervi sensibiles et motivi exeant per commissuras, sensum et motum partibus extrinsecis capitis afferentes; tertia, ut fumi a cerebro elevati per dictas commissuras valeant exalare; quarta, ut dura mater posset suspendi a cranei commissuris. Serratiles fuerunt commissurae cranei propter unam utilitatem et non alie quam per ipsas oportet plura transire, ut nervos, venas, fumos, quod non posset fieri si cum ligamentis ut ossa cetera ligantur, durum fuit. Cujus utilitas est ut cerebrum et panniculos defendant ab extrinsecis nocumentis et esset eis quod est galea toti capiti clipeus defensivus; V[a]
planum fuit intus et extra, ut nec dura mater nec panniculus exterior ab ejus asperitatibus lederentur. Spongiosum fuit in sui medio propter tres utilitates: prima fuit, ut fumi cerebri per ipsam valeant exalare, secunda ut sit magis leve, ne ponderositate sua cerebrum aggravaret; tertia ut in sui porositate reservetur sanguis qui est cranei nutrimentum. Rotundum fuit propter duas utilitates, prima ut plura possit continere, quia inter ceteras figuras majoris capacitatis est rotunda; secunda, ut cerebrum et se ipsum praeservet melius ab extrinsecis nocumentis et ut eis etiam plus resistat. Oblongum fuit propter tres utilitates: prima

fuit, quod cerebri substantia est oblonga; secunda ut nervi exeuntes prima et tertia cerebri cellula habeant spatium exeundi inter cerebrum et craneum, ne in exitu suo immediate craneo obriarent et ab eo lederentur. Numerus ossium capitis praedictorum diversimode secundum diversos respectus diversus ponitur a diversis omnis 7; tamen si recte intelligantur, sunt concordes; aliqui enim ponunt 4 ossa, tantum intelligentes solum de principalibus, scilicet de coronali, de landa, de duobus verrualibus; alii numerant 6, addentes praedictis dua ossa petrosa; alii numerant 5, non addentes petrosa, sed addentes os basillare; alii numerant 7, addentes petrosa et basillare; alii etiam dividunt coronale in plura et similiter numerus augmentatur. Veritas tamen est, quod ossa capitis sunt 4 principalia, coronale, landa, duo verrualia; duo vero principalia sunt duo petrosa; nec debet os basillare inter ossa capitis numerari, nisi quia praedicta ossa et totum caput sustinet et eorum basis est, et ideo dicitur basillare. Ossa 4 principalia dicuntur principalia, quia transeunt usque ad duram matrem et eam contangunt. Ossa petrosa non sunt ita principalia, quia non transeunt ad concavitatem cranei, qua dura mater ab eis sicut a ceteris ossibus est suspensa. Primum ergo os capitis, quod ab extremitate superiori protenditur nasi usque ad commissuram, quae caput dividit ex transverso, dicitur coronale, et ejus commissura dicitur coronalis et idem est quod transversaliter ab uno tempore usque ad aliud se extendit; duo autem alia ossa lateraliter cerebrum cooperiunt, quae in suis extremitatibus anterioribus cum osse coronali in commissura coronali continuantur, et ista duo sibi invicem in summitate capitis continuantur in commissura verruali et ista ossa continuantur usque sub auribus, ubi eis alligantur ossa mandibularia superiora; haec autem ossa in suis summitatibus prope commissuram sunt fortiora quam inferius. Cujus fortitudinis utilitas est quia cooperiunt cerebrum in superiori ejus parte, quae pluribus imminet periculis, et sunt sicut clipeus cerebrum protegens et defendens. Dicuntur autem haec ossa verrualia a sua commissura, quae dicitur verrualis, quoniam conjungtur cum commissura lande, quia hujus commissurae secundae sic V^b conjunctae habent similitudinem manubrii verrui, sive circulae, quod est instrumentum cum quo carpentatores perforant sua ligna et est sic. (Im Original befindet sich hier eine Figur.) Haec eadem commissura verrualis absque commissura lande conjuncta cum coronali commissura dicitur sagittalis eo quod ad similitudinem sagittae sic se habet (Figur im Original!): Quartum os capitis, quod in ejus parte posteriori est et in puppi conjungitur cum duobus verrualibus in suis extremitatibus posterioribus mediante commissura lande, vocatur os lande. Cujus forma est secundum formam commissurae lande, quae est facta sicut lamda, litera graeca, aut sicut figura septem in algorismo Λ. Omnia dicta ossa conjunguntur sibi invicem sicut conjunguntur serrae et claves earum interponendo partes suas et miscendo, et hoc nullo ligamento mediante, et iste modus conjunctionis serratilis dicitur, et hujusmodi commissurae serratiles appellantur. Utilitas, quare sola ossa capitis sic ligantur, quia per commissuras capitis necessarium fuit plura transire, ut visum est, quam per aliquas alias commissuras. Notandum, quod sicut quattuor ossa capitis principalia totum cerebrum a parte superiori circumvolvunt, sic ipsum a parte inferiori sustinent et ibi sibi invicem conjunguntur non modo serratili sed median-

tibus pluribus fortibus ligamentis. Os autem coronale
habet quattuor foramina manifesta et sunt duo tendentia
ad oculos et duo tendentia ad nares et habent ulterius ali-
qua parva foramina nobis non ita manifesta existentia in
ejus parte subteriori ad palatum et os transeuntia, per
quae transeunt nervi a cerebro portantes sensum et motum
linguae, uvulae et ceteris membris oris. Ossa duo verru-
alia similiter habent duo foramina manifesta, ita quod uni-
cum singulorum tendentium ad aures, per quae exeunt a
cerebro nervi audibiles et in dictis foraminibus terminantur;
praeterea habent aliqua alia foramina structa (?) in parte
subteriori non ita manifesta. Os lande similiter habet uni-
cum amplum foramen in parte sua subteriori posterius,
per quod exit nucha a cerebro portans sensum omnibus
membris inferioribus atque motum, habet etiam sicut cetera
ossa aliqua nobis occulta foramina et innumerata, per quae
aliquae superfluitates reumaticae (?) delegantur a cerebro
ad palatum et uvulam et ad pectus etiam et pulmonem.
Sub osse lande est os basillare durum, grossum, breve,
quod est in medio perforatum, cujus foramen recte suppo-
situm est et oppositum foramini ossis lande quod sustinet
totum caput et immediate conjungit cum ipso colli spon-
dili ut postea patebit. Figura 4 ossium principalium ca-
VI^a pitis quando conjunguntur, et est hoc modo: (Figur im
Originaltext). Supra duo ossa verrualia, quae cerebrum
cooperiunt lateraliter et superius, sunt ossa duo addita
supra unumquodque, quae vocantur mundosa, quia juncturae
eorum sunt mundosae et dicuntur similiter petrosa, quantum
ad partem per quam transeunt foramina, quia ibi sunt dura
et spissa sicut petra. Utilitates additionis hujusmodi ossium
supra partes inferiores verrualium sunt 4: prima, quia ossa

verrualia erant inferius magis debilia quam in summo, secunda, quia pars illa est magis plana minus rotunda et ideo minus potens resistere extrinsecis nocumentis; tertia, quia ibi sunt aurium foramina, quae dicta ossa debilia magis reddunt; quarta, quia substantia cerebri est dictis foraminibus multum propinqua et ossa verrualia sunt ibi debilia; ideo ad majorem aëris alterationem addita sunt ibi ossa petrosa, ut aër per ea ad cerebrum multipliter degradetur. Utilitas additionis istorum ossium per modum appodiationis (?) et quare juncturae istorum non fuerunt serratiles, sed solum superficiales, quoniam si omnino penetrarent ossa verrualia plus ipsa debilitarent quam fortificarent. Utilitates, quare foramina hujusmodi ossium in auribus fuerunt tortuosa, fuerunt duae: prima ut aër transiens per ipsa ad cerebrum alteretur, ne cerebrum ledat et multis involutionibus degardetur; secunda, quod si soni excellentes horribiles recte et subito ad cerebrum pertransirent ipsum lederent, quia excellens sensibile corrumpit sensum aut ejus longa remanentia in revolutionibus excellentia minoratur. Quando haec VI ossa sibi invicem conjunguntur mediantibus tribus commissuris serratilibus et duobus mundosis conjunguntur secundum modum praedictum, similiter os basillare — haec (cfr. Figur im Original) est forma naturalis capitis — consequitur omnia commoda supradicta et debet esse sicut sphaera cerea aliqualiter lateraliter compressa. Convenit etiam, sicut dicit Galenus, alias formas capitis inveniri ab ista differentes et ideo dicuntur formae innaturales et hae magis et minus secundum quod magis aut minus a forma naturali superius dicta elongantur.

Anathomia panniculorum cerebri.

Tertia pars principalis intrans capitis compositionem est ex duobus principaliter compositum, scilicet ex panniculis et cerebro, ad quorum compositionem veniunt venae ab hepate exeuntes ab intrinseco ad carnositatem capitis exteriorem perforantem ossis basillaris. Descendunt autem hujusmodi venae subtus craneum per ejus mediam commissuram et ibi obviant arteriis a corde ab intra venientibus et nervis a cerebro venientibus et haec ibi sibi invicem contexuntur et constituunt duram matrem, quae a commissura cranei est suspensa mediantibus quibusdam ligamentis pannicularibus qui de substantia durae matris sunt, qui per commissuras cranei exeunt, et extra craneum
VI[b] constituunt panniculum ossa ligantem eo, quod craneum circumligant, et sicut craneum in 4 partes est divisus. Utilitates, quare dura mater a craneo est suspensa, duae sunt: prima est, quia si contangeret piam matrem ipsa sua duricie aggravaret; secunda ut sanies cadens a volnere carnis exterioris sub craneo super ipsam remaneat nec aggravet piam matrem. Cum autem ex dictis arteriis, venis et nervis constituta est dura mater, illae ad unam redeunt unitatem et subtiliantur et contexuntur et constituunt piam matrem. Dicitur autem pia mater, quod pie involvit cerebrum sicut pia mater involvit puerum; dura mater, quia durior os involvit. Utilitas, quare sunt plures cerebri panniculi, est, quia si esset unicus aut esset durus aut mollis aut mediocris, si durus, lederet, si mollis, lederetur, si mediocris, lederet et lederetur. Fuit ergo necessarium esse duo, alterum durum, alterum molle, durum juxta craneum, ut esset medium inter craneum et piam matrem, ne ipsam lederet, molle, ut esset medium inter duram matrem et

cerebrum ipsum non ledens et praeservans ipsum a duritie durae matris. Contexta et composita pia matre dictae arteriae et venae subintrant cerebri substantiam portantes sibi ab hepate nutrimentum, a corde sanguinem vitalem et spiritum, qui in ipso cerebro ulteriore digestione digeritur et ibi efficitur spiritus animalis. Pia mater immediate cerebrum circumvolvit et ipsum apparenter dividit in tres ventriculos aut cellulas et distinguit, quorum ventriculorum quilibet per medium saltem exterius apparenter videtur esse distinctus, quae divisio videtur magis in anteriori ventriculo profundata donec dictus ventriculus esse duo ventriculi videatur. Iste autem est major et latior ceteris pluresque habet species quia plura suscipit, quia in ipso vertus ymaginativa fundatur, quia recipit a sensu communi species rerum sensatarum, quas ab extrinseco suscipit sensus communis sibi per propria organa praesentatas. Totum cerebrum judicatur frigidum et humidum respective: primus ventriculus respectu ceterorum calidus et siccus judicatur; medius ventriculus multo minor est ceteris, a quo vertus aestimativa radicatur et ibi discernens et revolvens judicat de oblatis et iste judicatur calidus et humidus ad alios comparatus; deinde est ventriculus tertius major medio, minor primo, quia respectu aliorum frigidus et siccus judicatur, qui pernunciatas rerum formas recipit et secreta thesaurizat; ex ejus parte posteriori inferiori nucha oritur per foramem ossis lande et basillare et est secundus panniculus duorum cerebri panniculorum; involuta forma cerebri et panniculorum non potest ad unguem ostendi penitus nec depingi.

Anathomia cerebri.

Cerebrum est membrum spermaticum principale offi-
VII[a] ciale album, rarum, molle, viscosum, tres habens ventriculos. Spermaticum est, quia principaliter ex duobus spermatibus est creatum; principale, quia unum est ex tribus principalibus; officiale, quia exercet officia sensus et motus; frigidum et humidum propter duas utilitates: prima, ut frigiditate et humiditate sua excellentem caliditatem et siccitatem cordis obtemperet et obtundat; secunda, ne excedens calor motu cerebri acquisitus ipsum supercalefiat et inflammet. Utilitas, quare fuit album, ut esset sicut tabula rasa et ad omne indifferens apprehensum. Utilitas, quare fuit rarum, ut per ipsum apprehensa facile pertransirent. Utilitas, quare fuit molle, ut vertutum motibus cederet et faveret. Utilitas, quare fuit mediocriter viscosum, ut nervi essent fortes mediocriter et tenaces et ne sua viscositate nimia et duritie essent in suis operationibus et plicationibus impediti. Utilitates, quare fuit distinctum in tot ventriculos, sunt duae: prima, ut spiritus ad ulteriorem ipsorum digestionem in ipso per tempus sufficiens moraretur; secunda, ut actionem suam per species apprehensas possit sufficienter vertus quaelibet exercere, antequam a ventriculo ad alium pertransiret; hoc autem fieri non poterit in momento.

Anathomia auris.

Sicut fuit visum de anathomia membrorum consimilium, ab alteriori ventriculo cerebri oriuntur septem paria nervorum, quorum primum tendit ad oculos, secundum par ad aures, tertium ad linguam, quartum ad nares; secundum quosdam reliqua paria tendunt ad duram matrem et cetera membra intrinseca capitis et ad os et cetera membra faciei portantes eis a cerebro sensum et motum. Nervi, qui sunt organa auditus, oriuntur a cerebro et portant ad ipsum species sonorum et sunt concavi et dilatantur in orbita foraminis auris et ibi multipliciter dividuntur et finiuntur. Utilitates concavitatis istorum nervorum fuerunt duae: prima, ut spiritus audibilis per ipsos libere transiret; secunda, ut species sonorum audibilium posset per eorum concavitates ad cerebrum pertransire. Utilitates, quare foramina auris fuerunt tortuosa, capitulo de anathomia capitis sunt ostensa. — Auris est membrum consimile, quia intrat compositionem capitis; officiale, quia facit officium in corpore, compositione frigidum et siccum, cartilaginosum, nervosum, extra caput eminens, plicabile. Utilitas creationis auris et quare apparens extra caput elevata fuit, ut soni, qui sunt fluxibiles, valde sub ejus umbra laterent, donec essent ab auditus organo apprehensi. Utilitates, quare auris fuit plicabilis, fuerunt duae: prima, ut possent plicari sub cucufa sive mitra; secunda, quia si non essent plicabiles, multoties cum obviant corporibus duris extrinsecis, lederentur. Cartilaginosa fuit, ut sustentaretur et nihilominus necessitatis tempore plicaretur.

Anathomia oculorum.

Oculus est membrum consimile vel officiale, diversis respectibus frigidum et humidum compositione, organum vertutis visivae mediatae, quo species visibiles communi VII[b]
sensui penetrantur. De ejus anathomia secundum diversas operationes diversa. Quidam enim ponunt ejus tres tunicas non computando de oculi substantia tunicam conjunctivam; alii ponunt IV, ipsam de substantia oculi computando; alii ponunt VI, dividendo in duas tunicas trium principalium

unamquamque, non addendo cum dictis principalibus tunicam conjunctivam; alii ponunt VII addendo tunicam conjunctivam cum praedictis; alii ulterius; ideo ad aliud attendentes et omnes verum dicunt diversis respectibus attendendo. Quidam similiter dicunt de humoribus, quod unicus est humor, ipsum in tribus partibus dividentes; alii tres humores diversos penitus in oculo esse dicunt. Generaliter loquendo oculus est compositus ex duobus, scilicet ex tunicis et humoribus. Anathomia tunicarum habetur per hunc modum: a cerebri substantia intrinseca oriuntur duo nervi anterius, unus a dextra, alius a sinistra parte et dicuntur primum par nervorum; hujusmodi nervi concavi sunt sicut canna. Utilitates, quare sunt concavi, sunt duae: prima ut spiritus visibilis per ipsos ad oculum libere pertransiret, secunda, ut species rerum visibilium per ipsas sensui communi libere praesentetur. Cum hujusmodi nervi exeunt substantiam cerebri, immediate obviant piae matri, a qua suscipiunt unam tunicam, qua involvuntur, et ulterius procedentes versus craneum obviant durae matri, a qua similiter aliam assumunt tunicam; deinde antequam craneum subintrarent, sibi invicem obviant et conjunguntur et ex eorum duabus concavitatibus unam constituunt; deinde separantur et tendunt, quilibet ad partem propriam, dexter ad dextram, sinister ad sinistram et tunc subintrant craneum et per ipsum transeunt, donec ulterius in orbita oculi appareant. Utilitates, quare conjunguntur nervi obtici oculorum, antequam exeant et subintrent craneum, sunt tres: prima, ut si accideret uni oculo nocumentum, alter totum spiritum visibilem reciperet, et quod suscipiat, videtur, quoniam, quando unus clauditur pupillus, alterius oculi dilatatur; secunda, ut per ambos oculos unicam rem visam

videamus, quia si non conjungerentur, unica res visa videretur, sicut videtur borguis(?) et ceteris, qui habent unam pupillam, alteram altiorem; tertia, ut nervi se invicem sustentarent, ut fortes oculos constituerent ac si prope orirentur. Orbita est exterior concavitas cranei rotunda, in qua oculus immoratur, cum dicti nervi craneum exeunt et orbitam subinstrant, dilatantur donec tres humores oculum circumcingunt; ex utroque nervo cum suis tunicis circa dictos homores tres tunicae generantur: ex durae matris tunica generatur sclirotica, ex piae matris tunica generatur secundina, ex nervosa substantia obtici nervi generatur
retina, quae est ceteris subtilior et immediate humores VIIIa
circumvolvit. Utilitates multiplicationis tunicarum et grossitiei grossarum et subtilitatis subtilium tres sunt: prima, ut sanguis nutritius oculorum multipliciter degradetur; secunda, quia si fuisset unica, non sufficeret ad defensiones humorum qui sunt passibiles a duritie orbitae ossuosa; tertia, quia si fuisset unica aut esset grossa aut esset media aut subtilis, si grossa, lederet humores, si subtilis, non sufficeret ad eorum defensionem, si mediocris, lederet et lederetur. Fuit ergo facta tunica retina subtilis, ne lederet humores et ne dilatationem eorum impediret. Similiter fuit sclirotica dura, ut totum oculum involveret et ipsum ab extrinsecis defenderet nocumentis, et quia non erat utile sed dampnosum, quod grossa tunica subtili sine medio obviaret, facta fuit secundina, ut defendat retinam sua mediocri duricie a scleroticae tunicae duricie nominata. Quaelibet ab istarum tunicarum in duas tunicas aut in duas partes dividi possunt, ut est visum, distinguendo quamlibet per medium circa oculum grossicie ampliorem. Pars anterior sive tunica retinae tunicae, quae

ab ipsa oritur, vocatur aranea tunica vel pars, et est pervia, dyaphana; pars auterior tunicae secundinae vel tunica, quae oritur ab eadem, vocatur uvea, quae est similis pelliculae grani uvae et est subtilis solida circumdatque immediate araneam tunicam; est autem uvea tunica in medio perforata, cujus foramen a nobis pupilla vocatur. Utilitas, quare fuit perforata, est, quoniam pervia non existit. Pars anterior tunicae scliroticae, quae est de substantia durae matris sive tunica, quae oritur ab eadem, vocatur tunica cornea et est lucida, pervia et dyaphana, sicut cornu lucidum in tantum quod non impedit, quin species rei visibilis extrinsece per ipsam humori albugineo praesentetur. Ista autem cum sclirotica, a qua oritur, totum oculum circumvolvit; retina et aranea circumdant immediate tres humores; secundina et uvea sunt mediae inter ipsas. Et quoniam oculus sic compositus non erat in orbita satis firmus, immo per ipsum moveri poterat vacillando, ideo de panniculo exteriori, qui dicitur capitis ossa ligans, creavit novam tunicam unam oculum firmiter in orbita colligantem nomine conjunctivam quia firmiter ligat oculum et conjungit; hujusmodi autem tunica non totum cooperit, quia visum sua grossicie impediret, sed attingit solummodo partem ultra terminum, quo tunicae oculi anteriores cum posterioribus conjunguntur et iste est terminus vel ......*),

*) Es ist mir trotz langen Nachdenkens die Bedeutung dieses Wortes zu entziffern unmöglich gewesen. Es steht da: oc. mit dem paläographischen Zeichen für a über dem Wortbild. — Meine Conjectur, es möchte ein Schreibfehler vorliegen und statt des o ein c zu setzen sein, sodass es heissen würde: „vel circa“, eine Wendung, die öfter bei Mondeville vorkommt, fand nicht die Billigung

in quo humor vitreus et albugineus sunt conjuncti. Humores, qui sunt tertia pars principalis, ex qua oculus componitur, sunt tres, et eorum locus est in medio oculi, quorum ejus incipiendo ab intra versus cerebrum est vitreus VIII[b]
similis vitro liquefacto, clarus, subrubeus. Utilitates liquiditatis istius humoris sunt duae: prima, ut sanguis nutritius humoris cristallini transeundo ipsum sicut aqua transeundo per spongiam depuretur, secunda ut spiritus visibilis per ipsum transiens ad humorem cristallinum a cerebro depuretur. Iste humor vitreus ab intrinseco versus cerebrum incipiens humorem cristallinum cingit, donec obviet albugineo, qui similiter ipsum anterius versus exterius circumcingit. Est autem humor albugineus sicut superfluitas cristallini et est pervius, clarus factus ab extrinseco vel anteriori positus. Utilitates, quare fuit ab extrinseco vel anterius positus, sunt tres: prima, ut defenderet a nocumentis extrinsecis cristallinum, secunda, ut visibilium species, si tangerent sine medio cristallinum ipsum nimium molestarent; tertia, ut frigiditate sua calorem cristallinum permotum acquisitum obtemperet et refrigeret. Humor autem cristallinus circumdatus vitreo albugineo in medio eorum et totius oculi situatur et dicitur ab aliquibus glacialis et est clarissimus habens a parte posteriori pineatam figuram i. e. acutam a parte anteriori partem latam. Utilitas prima pervietatis est, ut melius recipiat res sensatas; utilitas secunda est, ut ipsas melius possit retinere. Hic humor est proprium et principale vertutis visivae

---

des zu Rathe gezogenen Herrn Geh. Rath Rose, welcher meinte, es müsse hier ein bestimmter terminus technicus vorliegen; welcher — bleibe dahingestellt.

organum. Omnes autem aliae partes oculi et nervus obticus sibi serviunt et sicut adminicula servientia famulantur.

Anathomia organorum odoratus nasi.

In anteriori parte cerebri ante nervos odorabiles oriuntur duo additamenta quasi capita mammillarum et non sunt veri nervi, sunt tamen organa odoratus; coram istis ordinatur quaedam fovea, quae vocatur colatorium a quibusdam. Creationis foveae istius utilitates sunt duae: prima, ut superfluitates cerebri recipiat et per eam expurgentur, secunda, ut in ea requiescat aër deferens speciem rei odorabilis, donec ab odoratus organo capiatur. A dicta fovea procedit foramen per palatum ad ipsum os. Cujus utilitates sunt tres: prima, ut cum os clauderetur, possit fieri aëris attractio ad pulmoneum; aliter oporteret, quod esset continue os apertum; secunda, ut per illud, rastando fortiter, dictum colatorium a viscosis immunditiis expurgetur; tertia, ut adjuvet in interpellatione litterarum, unde dicitur, quod homo loquitur cum naribus, quando hujusmodi foramen aliqualiter opilatur. Coram fovea et foramine ordinatur nasus. Nasus est membrum consimile vel officiale etc., a divino(?) spermaticum, compositione frigidum et siccum, extra faciem eminens plicabile, compositum ex tribus partibus principalibus, scilicet ex carnosa parte exteriori, ex
IX[a] duobus ossibus, ex quibusdam cartilaginibus. Utilitates eminenciae et formae nasi talis sunt tres: prima, ut sit coopertorium superfluitatum delegatarum a cerebro et tutamen; secunda, ut aërem recipiat et conservet, qui est ad deferendum res odorabiles necessarius mediator; tertia, ut aëris attracti per nasum pars aliqua ad cerebrum delegetur. Pars prima nasi carnosa, quae nobis apparet, com-

posita est ex cute carnis lacertosa, cujus compositio est sicut de eadem in anathomia ceterarum partium est praedictum. Pars ossuosa composita est ex duobus ossibus factis ad modum trianguli sibi invicem appodiatis, quorum extremitas magis acute inferiori nasi parte conjungitur cum osse coronali, et in extremitatibus eorum inferioribus eis continuantur duae cartilagines. Pars cartilaginosa composita est ex dictis duabus cartilaginibus et tertia cartilagine, quae dividit nasum per medium et est intermedius inter nares. Utilitates duarum cartilaginum, quae sustinent extremitatem nasi inferiorem, sunt sicut utilitates cartilaginis auris. Utilitas cartilaginis mediae est, ut, si uni parti accidat nocumentum, altera totius exerceat juvamentum.

Anathomia oris et omnium membrorum in ipso contentorum.

A stomacho mediante mery, qui est via cibi, procedit panniculus, qui a parte interiori totum os circumdat et signum, quod a stomacho procedit, est quod cum homo tangitur in palato, vult vomere. Ipsum autem os subintrant mery, qui dicitur via cibi, et canna pulmonis, quae dicitur via aëris, quorum foramina in ore cooperit cartilago cimbalaris et est tertia pars membri, quae dicitur epyglota, quae cartilago cimbalaris, quando homo loquitur, cooperit ysophagum, et quando homo comedit, cooperit tracheam arteriam, ne cibus sibi nocitus interius subjungatur, quoniam si intraret, sicut accidit, cum homo comedit et vult loqui, tussiret continue, donec esset penibus hoc expulsum. Super hujusmodi viarum orificia et super cartilaginem cimbalarem dependet a palato ipsa uvula, quae est membrum frigidum et humidum superius grossum et inferius gracile. Cujus

creationis sunt tres utilitates, prima, ut aërem ad pulmonem transeuntem obtemperet et refrigeret, secunda, ut in formatione vocis praebeat juvamentum, tertia ut a cerebro superfluitates recipiat delegatas. Lingua ipsa est intra oris concavitatem, quae est composita ex carne molli, alba, nervis, venis et arteriis commixta et est organum sensus gustus, habens prope radices duos fontes, quibus mediantibus irroratur, et est membrum consimile vel officiale frigidum et humidum. Cujus creationis tres sunt utilitates, prima est, ut cum homo comederet, volvendo cibaria per os officium manus molendinarii exerceret, secunda, ut intus sapores distinguat eligendo et ipsos communi sensu repraesentet, tertia, ut in proferendo sermones, voces et literas
IXb adjuvaret. Utilitas, quare caro linguae fuit alba, est, ut aquam salivarem ad album colorem sibi similem transmutaret. Utilitas duorum fontium prope radicem linguae fuit, ut siccitatem et calorem superfluum acquisitum per motum ejus multiplicem obtemperet et obtundat. — Dentes sunt membra consimilia, vel officialia, secundum quosdam spermatica, extrema in duricie, infixa mandibulis. Quorum creationis utilitates sunt duae, prima, ut praepararent ad digerendum cibaria masticando, secunda, ut adjuvarent in vocibus proferendis, unde, quibus dentes deficiunt, loquuntur aliquantulum imperfecte. Numerus dentium in diversis est diversus: de ipsis dicunt aliqui, quod sunt ossa, quia dura sunt; alii dicunt, quod non, quia sentiunt et regenerantur etiam in decrepitis; primi dicunt, quod per se non sentiunt, sed per colligantiam cum gingivis et quod de numero ossium sentiunt soli dentes. Labia sunt membra consimilia vel officialia multum lacertosa, compositione frigida et sicca. Quorum utilitates sunt tres: prima, quia

sunt ipsi ori et ejus membris sicut hostium domui et utilitates ostii fuerunt ipsi ori; secunda, ut adjuvarent in ipsis vocibus proferendis; tertia, quia prohibent exitum ciborum ab ore et ipsa retinent donec optime masticentur. Mandibula et maxilla idem sunt. Homo quattuor habet mandibulas, duas superiores et duas inferiores; superiores in omnibus animalibus immobiles sunt praeterquam in cocodrillo et sunt conjunctae firmiter com ossibus capitis, scilicet in superiori parte circa oculos cum coronali, et in suis extremitatibus versus aures cum ossibus petrosis mediantibus ligamentis fortibus alligantur et in ipsarum partibus inferioribus. In ore dentes superiores sunt infixi et conjunguntur ossa istarum mandibularum superiorum simul inter nasum et labium superius, cum quarum extremitatibus posterioribus conjunguntur, et extremitates posteriores mandibularum inferiorum sub auribus mediantibus fortibus ligamentis, quibus moventur, et moventur ad placitum, mediantibus quibusdam lacertis carnositatis ipsarum, unde per superiores moventur superius, per inferiores inferius, per posteriores moventur ad omnem partem volendo, quando homo comedit, et conjunguntcr istarum ossa in medio mento, et sunt dentes in eorum superioribus partibus radicati et sunt mobiles. Utilitates, quare superiores sine inferioribus moventur, sunt duae: prima, quia sunt leves et ideo magis habiles ad motum sunt; secunda, quia satis remotae sunt a cerebro et principalibus membris et ideo nullum sibi inferunt nocumentum. Utilitates, quare superior mandibula Xª
non movetur sunt duae: prima est, ne motu suo ejus conjunctio cum ossibus capitis pejoretur, secunda, ne motu suo propter propinquitatem ad cerebrum ipsi inferant aliquod nocitamentum.

Anathomia colli totius et membrorum in ipso contentorum.

Collum et totum illud, quod continetur inter caput et spatulas et inter mentum et thoracem. Collum compositum est ex 5 partibus principalibus: ex spondilibus, cervicibus, gula, gutture et via cibi et via aëris per ipsum transeuntibus. Spondiles colli sunt VII, qui sunt totius colli fundamentum, quorum unus cum osse basillari conjungitur, mediantibus pluribus debilibus subtilibus ligamentis; eodem modo conjungitur septimus, qui est ultimus, cum primo dorsi spondili; secundus autem spondilis cum ipso primo conjungitur mediantibus fortibus paucioribus ligamentis, eodem modo tertius cum quarto et sic de aliis usque ad septimum. Utilitas, quare ligamenta primi spondilis cum basillari et secundi spondilis cum primo dorsi fuerunt debilia, fuit, quia necessarium est caput sine collo et collum sine dorso multipliter moveri et hoc fit in juncturis supradictis. Utilitates, quare fuerunt multa, fuerunt duae: prima, ut multa debilia caput possent sustinere sicut pauca fortia potuissent; secunda, quia si essent pauca fortia non ita faciliter motui capitis et colli multiplici obedirent. Ab istis VII spondilibus oriuntur VII paria nervorum quae dividuntur per caput, faciem, collum, brachia, spatulas et pectus. Isti etiam nervi componuntur cum aliquibus villis nervorum capitis, ex villis dictorum nervorum compositis, cum carne componuntur musculi et lacerti, qui sunt motus voluntarii dictarum partium instrumenta; immediate juxta latera dictorum spondilium jacent carnes lungitales qui dicuntur cervices usque ad ultimum colli spondilem et sunt secunda pars principalis colli, et ulterius juxta spondiles totius spinae usque ad caudam eodem modo protenduntur. et

dicuntur nervi illi longe. Utilitas creationis hujus cervicis et lungarum est, ut diu, cum sint fatigati a motu et labore supra istas sicut supra culcitam requiescant. Tertia pars principalis colli dicitur guttur et est nodus anterior gutturis, qui est immediate sub mento el est eminencia epigloti. Quarta pars principalis dicitur gula et sunt duo latera anteriora colli, quae protenduntur usque ad duas cervices et sunt carnes lacertosae per quarum partes posteriores versus cervices ascendunt ad caput venae grossae et vocantur organicae, sive venae guidem (?) ex utroque latere sub ipsis. Similiter ascendunt magnae arteriae, ex quarum incisione maximum accidit periculum et quandoque mors. Quinta pars principalis colli quae est interius transiens per ipsum non de colli substantia, est via cibi et via aëris et quaedam venae magnae et arteriae ascendentes ad caput propter utilitates in anathomia capitis supradictas. Via cibi, X[b]
ysophagus et mery, idem sunt et continuatur et protenditur ab ore usque ad orificium stomachi per partem colli posteriorem intrinsecam adhibens colli spondilibus et dorsi usque ad V[tum] ejus spondile, et ibi a spondilibus elongatur, tendens versus pectoris partem anteriorem transiens per dyafragma, donec statim sub ipso stomacho continetur. Habet autem ysophagus duas tunicas, scilicet interiorem et exteriorem; interior composita est ex villis longitudinalibus per quos viget vertus ejus attractiva mediante qua ab ore attrahit cibaria; exterior autem tunica composita est ex villis latitudinalibus mediantibus quibus expellit cibaria ad stomachum; transversales villos non habet ipsum mery, quia retentione non indiget. Canna pulmonis et trachea arteria idem sunt, situata est juxta mery et continuatur ab ore ad pulmoneum versus partem anteriorem i. e. gulam

et componitur ex angulis cartilaginosis sibi invicem conjunctis mediante panniculo; anguli autem isti defectuosi sunt versus ysmon et usque mery quasi circa quartam sui partem. Utilitas cujus defectus est, ut cedant magnis bolis per mery transeuntibus. Inter mery et cannum pulmonis est pars vel panniculus intermedius lacertosus qui ysmon nominatur; supra extremitates istarum viarum in ore est epiglotum, quod est cartilago ex tribus cartilaginibus compositum, quarum una est cartilago cimbalaris, de qua dictum est, quod istas vias mutuo cooperit et vicissim.

Anathomia humerorum.

Humerus, heroplata et spatula idem est; humerus est pars corporis quae proceditur a collo usque ad brachium supra partem superiorem pectoris. Ad compositionem humeris concurrunt V ossa, absque ossibus adjutorii, quae ejus compositionem intrant; tamen cum eorum ossibus dictis V non numerantur sed numerantur cum aliis ossibus brachiorum ut patet. Ex dictis V ossibus componuntur sic duo humeri quod in compositione uniuscujusque intrant duo ossa cum dimidio per hunc modum: primo est os spatulae, quod alio nomina heroplata dicitur ab antiquis, cujus posterior extremitas protenditur versus spinam et est lata tenuis stans inter costas superiores et lacertos cutis exteriores, reliqua autem extremitas ossis hujus in junctura humeri rotundatur, et in extremo suae rotunditatis est una concavitas quae vocatur pixis quam subintrat caput altius adjutorii ossis et in quantitate proportionantur, et habent inter se colligantiam et tenacitatem, firmam, mediante quodam membro duro, forti, flexibili, insensibili, quod ab earum extremitatibus oritur quod vocatur thenantos sive ligamentum. Furcula gulae vel cathena gulae vel XI[a] pectoris est os factum ad modum furculae, cujus radix sive manubrium subintrat et habet pedem in quandam pixidem quae est in altiori osse thoracis. Rami et dictae furculae protenduntur ad duos humeros, ad singulum singulus et ibi conjunguntur cum singulis ossibus singulorum humerorum et adjutorium ut juncturam eorum fortificant. Duo parva ossa similia rostro avis veniunt ad istam ultra ad dictam juncturam fortificandam, scilicet ad singulum humerorum singulus, qui infiguntur inter ossa spatulae et extremitates furculae ossis sicut si esset cuneus locum firmans. Sic componitur quilibet humerus ex osse furculae et osse rostrali et una extremitate ossis furculae et sunt ossa duorum humerorum quinque numero.

Anathomia brachii.

Brachium est totum membrum dependens a junctura humeri infra usque ad ungues digitorum et compositionem brachii subintrant IV partes principales: primo vel in medio vel in fundo sunt ossa, secundo supra ossa immediate sunt nervi, cordae et musculi; tertio, supra ista sunt arteriae et venae; quarto, supra ista praedicta sunt lacerti et cutis. Ossa totius brachii sicut est in humero inferius, numero sunt 30; in medio aliquorum ipsorum stat medulla. Primum dictorum ossium ut visum est, est os adjutorii cujus extremitas superior rotunda concurrit ad compositionem juncturae humeri et ossis spatulae concavitatem sive pixidem subintrat. In adjutorio est os unicum non habens socium, grossum, aliquantulum curvum, multum concavum medullosum: Utilitates ejus grossiciei sunt duae: prima fuit, quoniam ipsum oportuit esse forte, secunda, ut

circa ipsum possent esse quattuor magni musculi situati. Utilitas ejus incurvationis est, ut rebus ampliandis melius applicetur. Utilitas concavitatis ejus fuit, ut esset leve, ne ponderositate sua esset inobediens motui musculorum, Os autem hujus in sui extremitate inferiori scilicet in cubito duas habet eminentias, quarum una est magis eminens vel magis longa quam altera et sunt factae sicut medietas rotulae qua hauritur aqua a puteo, quae dicitur gallice polleyde et etiam in teutonico. Istae autem eminentiae subintrant quandam concavitatem sibi proportionatam quae est in superiori parte minoris focilis et immediate majoris focilis brachii. Brachium duo habit ossa a cubito usque ad manus, focile majus et minus, quorum protenditur a cubito usque ad pollicem per partem superiorem brachii; reliquum quod est majus focile protenditur a cubito ad minorem digitum usque ad manus juncturam, in cujus parte extremitatis est additamentum quasi rostrum quod superat vel quod equitat supra juncturam cubiti a parte
XI[b] posteriori et constituit cubiti aciem vel acuitatem, quando brachium ad arterias complicatur. Utilitates hujus additamenti rostralis supra cubiti juncturam sunt duae: prima, ut dictam juncturam defendat ab extrinsecis nocumentis, secunda, ut prohibeat plicari brachium ad posterius, ne ipsum motu nimio multiplici fatigetur. Haec duo focilia ita sunt invicem inserta quod videtur parvum infigi in majori et ipsum subintrare, et ista in junctura cubiti cum osse adjutorii conjunguntur mediantibus fortibus ligamentis. Utilitates fuerunt tres, cum in adjutorio sit os unicum, quasi fuerunt in brachio sub cubito duo ossa: prima, quia haec pars fuit capiti et ceteris membris ut clipeus defensivus in necessitatibus elevata; secunda, ut unum os sano

mediante altero possit ledi; tertia, ut os sanum sit lesi sustentamentum tempore lesionis. Ista duo focilia continuantur in junctura manus cum suis extremitatibus inferioribus, cum ossibus rachete manus, quae sunt octo, quorum quattuor superiora continuantur cum quattuor juncturis quae sunt versus manum, et haec continuantur cum quattuor ossibus pectinis manus, quorum unumquodque continuatur cum singulis propriis ossibus singulorum IV digitorum a pollice et habet unusquisque dictorum quattuor digitorum ossa tria, pollex autem habet tria ossa ut singulus digitus supradictus, cum in manus pectine non habet os sibi correspondens, sed ejus os primum continuatur immediate cum inferiori extremitate minoris focilis brachii seu ossis. Utilitates diversitatis situs et compositionis pollicis a situ et compositione digitorum aliorum sunt duae: prima, ut pollex tamquam oppositus cuilibet digitorum praedictorum apprehendenda apprehendat, secunda, ut reliquis digitis oppositus firmiter teneat apprehensa. Omnia dicta ossa a junctura humeri infra continuantur inter se juncturis omnibus totius brachii mediantibus ligamentis. Secunda pars principalis intrans compositionem brachii est composita ex nervis, ligamentis, cordis et musculis. A nucha igitur per spondiles colli procedunt ad quodlibet brachium quattuor nervi magni manifesti, unus ad extra, secundus ad intra, tertius ad inferius, quartus ad superius, portantes ipsi brachio et singulis ejus partibus a cerebro et nucha sensum et motum. Et potest poni exemplum in nervo exteriori, quoniam ita est de tribus nervis reliquis suo modo. Nervus ergo exterior portans brachio sensum et motum venit a nucha usque ad juncturam humeri simpliciter inpermixtus, sensibilissimus, gracilis et debilis. Huic

autem nervo supra juncturam dictam transeunti admiscetur quaedam pars ligamenti exiens a junctura et illud composi-
XIIa tum ex istis vocatur corda. Utilitates admixtionis ligamenti cum nervo fuerunt, ut suppleret, et prima fuit, ut insensibilitate ligamenti defectus quos habent ipse nervus reprimeret excellens subtilitas nervi, quam opportuit multipliter fatigari, secunda, ut fortitudine et duricie ligamenti suppleretur debilitas ipsius nervi insufficiens et debilis nimis ad omnia sua officia exercenda; tertia fuit, ut ligamentum quantitate suppleret nervi paucitatem; oportebat enim nervum per omnes et singulas brachii partes dividi et diffundi, ut possit in ipsis sua officia exercere. Quid sit nervus, quid sit corda, quid musculus, quid ligamentum, visum est capitulo de anathomia membronem consimilium; ligamentum, ut visum est, grossum est; ideo supplet paucitatem ipsius nervi et est forte, ideo supplet ejus debilitatem, est insensibile, ideo excellentem sensibilitatem nervi simplicis obtemperat et abscondit. Nec intelligendum est quod in toto brachio sit nervus simplex impermixtus; sed dicta corda vel ejus partes, quae si sint notabiles, latent immediate supra ossa, et de istis intellexit Galenus cum dixit: nervi positi sunt immediate supra ossa ne ledantur ab extrinsecis nocumentis. Partes tamen graciles et minutae quae dicuntur nervi, distinguuntur, disperguntur per totum brachium et per ejus singulas partes donec ad ejus cutem exterius terminentur. Ex quo sic composita est dicta corda propter duas utilitatas tendit ad brachium portans sibi sensum et motum et si praecepto animae velit ipsum ad partem posteriorem trahere, contrahere et corda interior elongatur, si autem debeat brachium ad interiora plicari, corda interior contrahitur et exterior elongatur. Eodem modo

est de corda superiori et inferiori; elongatur autem super corda et contrahitur in parte musculosa. Cum autem brachium praecepto animae totum elongatur, et extenduntur tunc omnes cordae aequaliter et uniformiter elongantur. Cum autem corda ista a junctura humeri elongatur tendens versus manum et brachium et cum distat a dicta junctura per tres digitos vel circa, tunc ibi dividitur per villos subtilissimos et cum carne simplici eodem modo divisa admiscetur et idem ex istis divisis sic compositum musculus appellatur. Utilitates conjunctionis carnis simplicis cum corda in compositione musculi sunt quattuor: prima, ut villi dictae carnis tempore necessitatis quietis sicut culcita serviant dictae cordae; secunda, ut humiditate sua siccitatem excellentem cordae acquisitam per motum obtemperet et obtundat; tertia, ut musculorum compositio sit pulchrior quam si essent uniformiter rotunda equaliter ut anguilla et ista compositio ex corda et carne simplici quae dicitur musculus est multum necessaria, ideo vestivit XII[b]
eum non quodam panniculo ut melius conservetur. Est autem, ut dictum est, musculus in medio grossus et gracilis in extremitatibus ad similitudinem muris, ideoque musculus appellatur. Musculus autem cum appropinquatur juncturae cubiti per spatium tertium digitorum transversalium graciliatur et terminatur, et redeunt villi cordae ad suam unitatem et cordam constituunt sicut prius et tunc tendit corda versus manum et cum transit supra juncturam cubiti admiscetur ei quaedam pars ligamenti ex eis a junctura sicut prius propter causas superius assignatas et cum transit dictam juncturam cubiti per spatium supradictum tendens versus manum iterato mixta cum carne simplici constituit musculum sicut prius et ita a carne denudatur,

et sic deinceps musculi generantur et corda et carne iterum denudantur, et hoc totiens, quod inter quascunque duas juncturas generatur musculus unus membro et loco proportionaliter usque ad extremitates ultimas digitorum ut minima junctura sicut media vel maxima habeat quando necessarie fuerit, proprium sibi motum. Tertia pars principalis intrans compositionem brachii sunt venae et arteriae, et quid est arteria, et quid vena et cujusmodi officium habeant exercere in corpore et quot creationis earum utilitates in anathomia membrorum consimilium superius est ostensum. In quolibet brachio sunt quattuor magnae venae apparentes, quae venientes ab hepate per brachii substantiam disperguntur, quia ex vena quadam magna quae sola oritur a gibbo hepatis i. est a parte ejus exteriori ut patebit, et est truncus omnium venarum exceptis mesaraycis et vocatur ramosa sive hylis, et ramificantur duo rami, unus ascendens, alter descendens; cum autem ascendens ascendit, transit per dyafragma et ibi ramificatur et per ejus substantiam diffundit ramum unum et transiens supra pectus diffundit ramum alium. Principalis ramus transit per ascellas et ibi bifurcatur, et unus ejus ramus transit per subascellas usque ad cubiti juncturam et ibi apparet et manifestatur et vocatur vena epatica seu basilica, deinde transit et tendit ad manum et partem inferiorem brachii et vertitur ad partem exteriorem manus et apparet inter minimum digitum et auricularem, et si sit in manu dextra vocatur salvatella, vel epatica, si in manu sinistra vocatur splenetica; ramus alter sive pars sive vena altera a qua dictus ramus dividebatur, ibi sub assellis versus partem exteriorem tendit ad humerum et ibi dividitur et una pars tendit ad caput scilicet ad partem exteriorem, deinde ad

cerebrum ut visum est in anathomia capitis; pars altera tendit ad brachium et dividitur, quia ejus una pars multi- XIIIa
pliter dividitur per partem exteriorem brachii et vocatur funis brachii; altera pars ascendit et volvitur circa brachium donec apparet in plicatura cubiti et ibi vocatur vena cephalica, deinde ascendit iterato super brachium et tendit ad partem exteriorem manus, donec ibi apparet inter pollicem et indicem et ibi sicut prius cephalica vocatur; ex ista cephalica veniente ab humero et epatica veniente ab ascellari oriuntur duo rami a qualibet vena, qui similiter componuntur et constituunt medianam sive purpuream sive nigram, alias fuscam sive communem sive cardiacam quod idem est. Sunt ergo in quolibet brachio quattuor venae: scilicet hepatica, funis brachii, cephalica, cardiaca; omnes istae multipliciter dividuntur donec fiant capillares, quae divisiones non pertinent ad cyrurgicum instrumentum eo quod non ponunt diversitatem in opere cyrurgiae, sed sufficit cyrurgico scire loca magnorum nervorum, venarum, arteriarum, ut sciat ea, cum inscisiones fecerit, evitare et eorum inscisionibus succurratur cum oportet. Notandum est autem quod ubicunque in toto corpore invenitur vena, ibi invenitur arteria et ubi magna vena, ibi magna arteria, et ubi parva, ibi parva, et ubi capillaris ibi capillaris et ubicunque tendit vena causa nutriendi, ibi tendit arteria causa vivificandi. Notandum est ergo, quod arteriae sunt magis in profundo quam venae et quandoque ut plurimum sunt sub venis, quia magis pretiosum sanguinem conservant, ne ultra eas natura exponeret extrinsecis nocumentis. Quarta pars principalis intrans compositionem brachii est composita ex lacertis in cute; quid est lacertus et quid cutis et utilitates creationis unius-

cujusque in toto corpore et singulis ejus partibus visum est capitulo de anathomia membrorum consimilium et capitulo de anathomia capitis. Lacerti compositi sunt ex duplicibus villis ex longitudinalibus, per quos viget vertus attractiva membri cujus sunt lacerti, ex latitudinalibus, per quos viget et operatur vertus expulsiva, ex transversalibus, per quos viget vertus retentiva, et omnes isti lacerti confortant vertutem sua spissitudine digestiva.

Anathomia pectoris et omnium membrorum in ipso.

Pectus est totum spatium quod continetur a collo et humeris infra usque ad locum situs diafragmatis. Pectus totum est compositum ex duabus partibus principalibus, ex parte exteriori et parte interiori; pars exterior composita est ex tribus partibus, ex thorace, qui est pars anterior et ex dorso quod est pars posterior et ex duabus lateribus quae sunt loca costarum. Thorax componitur ex duabus partibus, ex carne lacertosa exteriori nobis apparente, ex mamillis, ex ossibus; lacerti thoracis sicut longitudinales, latitudinales etc., ut ceterorum membrorum. Mamillae tam in viris quam in mulieribus creatae sunt ex nervis, venis, arteriis et carne molle alba. Utilitates crea-
XIIIb tionis mammillarum in viris sunt duae: prima, ut confortent calorem naturalem et digestionem pectoralium sua spissitudine, secunda, ut pectoralia ab extrinsecis nocumentis protegant et defendant; tertia utilitas, quae solum pertinet mamillis mulierum est ut fiat lactis generatio in eisdem; erat enim necessarium infantem noviter natum nutriri nutrimento parum diverso a nutrimento quo in utero nutriebatur et erat necessarium ipsum esse facile

digestibile propter infantis vertutis debilitatem; ideo creatae sunt in mamillis multae vacuitates quae carne molli alba replentur; ad mamillas veniunt venae plures a matrice portantes ad ipsas sanguinem menstrualem qui vertute earum digestiva a colore rubro ad album transmutatur, ut mamillis fiat similis in colore sicut chilus a stomacho ad epatem veniens ad colorem rubrum hepatis transmutatur. Est enim necessarium lac esse album, quia est residuum nutrimenti mamillarum quae sunt albae; ideo necessarium est earum nutrimentum esse album, quoniam nutritio fit a simili. Ossa thoracis sunt septem: quorum longitudo est secundum thoracis longitudinem et sunt lateraliter appodiata, et eorum extremitates sunt cartilaginosae et sunt 14, quibus continuantur 14 extremitates anteriores 14 magnarum costarum pectoris. Os thoracis habet in suo medio pixidem quandam in qua pars furculae gulae subintratur et fundatur. Os inferius habet in sui medio cartilaginem radicatam dependentem supra orificium stomachi et explicabilis cartillago supradicta. Utilitates creationis hujus cartilaginis sunt duae: prima, ut defenderet stomachum ab extrinsecis nocumentis, secunda, quae est utilitas ejus plicationis, est, ut cedat stomachi orificio tempore saturitatis et ut supra ipsum inanitionis tempore inclinetur. Loca costarum sunt duo lateralia pectoris quae habent exterius carnem lacertosam ut cetera membra et unumquodque latus habet VII costas magnas quae dicuntur pectoris verae costae et earum posteriores extremitates continuantur cum VII altioribus spondilibus de 12 spondilibus dorsi ex utroque latere, alii V dorsi spondiles inferiores immediate sub istis VII sunt et istis continuantur et cum ipsis continuantur extremitates posteriores 10. Costarum imperfec-

tarum quae dicuntur falsae, diminutae, mundosae, parvae ex utroque latere V et supponuntur lateraliter magnis costis praedictis istarum V costarum parvarum ex utroque latere; extremitates anteriores cum ossibus non continuantur sed solum cum lateribus ventris. Utilitates quare istae 10 costae parvae sunt imperfectae ab anteriori et quare ossibus non continuantur, sunt duae: prima, ut dilatationi et constrictioni membrorum nutritiorum facilius obedirent,
XIV[a] secunda, ut propter earum plicationem et paucam resistentiam tardius frangerentur. Spondiles dorsi sunt 12, correspondentes 17 posterioribus extremitatibus costarum praedictarum ut quibus spondilis a suis duobus lateribus duabus costis correspondeat et aptetur. Secunda pars principalis intrans compositionem pectoris est ejus pars interior quae est quaedam concavitas quae vocatur venter superior, a quibusdam concavitas nutritiorum vocatur et venter. Istos autem ventres dyafragma inter se separat et distinguit. In concavitate dicta pectoris duo principaliter continentur scilicet cor et pulmo.

Cor est membrum principalissimum compositum ex materia spermatica prima cujus quantitas completa est ex carne dura, quasi lacertosa forti, officiale, tribuens ceteris membris omnibus totius corporis, sanguinem, calorem et spiritum vitalem. Omnia membra praedictae descriptionis manifesta sunt nisi quod cordis caro est quasi lacertosa, quia si esset verus lacertus, jam motus cordis essét voluntarius et non naturalis, quod est falsum, quia nulla voluntate potest cogi. Cor habet formam pineatam et stat in medio concavitatis pectoris et in medio totius pectoris sicut rex in medio regni; ejus acies sive cuspis inferior aliquantulum versus partem pectoris sinistram reclinat. Caput

ejus superius est latius et ad dextram partem pectoris declinat et est alligatum partibus posterioribus pectoris quibusdam ligamentis, quibus non sunt aliqua in fortitudine paria in toto corpore nec tangunt ejus substantiam nisi in parte superiori, ubi habent originem. Utilitas tantae fortitudinis ligamentorum cordis fuit, ut esset firmissimum in loco. Utilitas, quare ipsum non tangant in lateribus est, ne motu ejus partium superficialium impedirent. Cor habet duos ventriculos sive duas concavitates; ventriculus sinister est parum altior dextro propter situm cordis, qui talis est. (Figur im Original.) In medio duorum ventriculorum est paries intermedius in cujus parietis medio est una concavitas quae ab aliquibus venter tertius appellatur. Super quemlibet duorum ventriculorum principalium est unum additamentum cartilaginosum forte, flexibile, habens concavitatem ad modum auriculae cati et vocantur a carnificibus auriculae vel corniculae cordis et quandoque stringuntur, quandoque dilatantur; in quorum concavitatibus reservantur per tempus nutrimentum et aër ad temperandum et nutriendum cor. Ad dextrum cordis ventriculum venit vena ramosa transiens per diafragma portans sanguinem grossum spissum calidum ad nutriendum cor et per dictum ventriculum dextrum substantiam cordis subintrat et per eam dividitur. Residuum hujus sanguinis qui ultra XIV[b]
cordis nutrimentum sufficiens est, abundans, subtiliatum virtute cordis aperientis intermedii foveam delegatur, in qua calefit, subtiliatur, digeritur et purificatur et sic purificatus transit ad sinistrum ventriculum, ubi ex ipso spiritus generatur, qui spiritus est clarior subtilior purior splendidior omnibus rebus corporalibus ex elementis eorum generatis et ideo proximus est naturae supercoelestium et

est inter corpus et animam amicabile et conveniens ligamentum. Ex sinistro cordis ventriculo juxta concavitatem ejus auriculae oriuntur duae arteriae quarum una unicam habet tunicam sicut venae et ideo venalis arteria appellatur et haec portat ipsi pulmoni a corde portionem sanguinis ejus nutrimentalis ad ipsum nutriendum et per substantiam pulmonis dispergitur et hoc dicit Galenus in „de juvamentis membrorum“: invenimus cor habens pulmonem sibi gratum propter beneficium quod recipit ab ipso de aëre in tantum, quod tribuit sibi ad ejus nutrimentum de eodem sanguine quo nutritur arteria, quae arteria duas habet tunicas, et ab ipsa oriuntur omnes arteriae singulares diffusae per totum corpus inferius et superius, ut corpus et ejus singula membra vivificent, vitalem spiritum et sanguinem quos continent deportent; iste spiritus est omnium virtutum animae instrumentum et a corde sumit originem per modum supradictum et dicitur cordialis. Cum autem transit ad cerebri ventriculos ulteriori digestione digeritur et fit spiritus animalis. Similiter fit in hepate nutritius intesticuli generatus et sic fit spiritus cujuslibet speciei videlicet ipso mediante possint virtutes suas operationes multiplicandas exercere. Arteriarum habentium duas tunicas interior est durior. Utilitas cujus est, ut fortius resistat motibus sanguinis et spiritus vitalis quos continet. Utilitates quare arteriae duas habent tunicas, duae sunt: prima, quia non sufficeret una tunica ad resistendum motibus sanguinis et spirituum, secunda, quod in eis continetur quod est pretiosissimum, ideoque majori custodia indigebat. Utilitates, quare venalis arteria unica tunica sit contenta, duae sunt: prima, ut dilatationi et constrictioni portando aërem frigidum a pulmone ad cor citius obediret, secunda, quia brevis est via cordis ad pulmonem et ideo tanta pericula non emergunt. Utilitates creationis arteriarum in toto corpore capitulo de anathomia membrorum consimilium sunt dictae.

Pulmo est membrum a prima creatione spermaticum completum a carne rara officiale positum ventilabrum cordis compositione naturali calidum et siccum accidentaliter frigidum et humidum. Pulmonis substantiae creatio prima fuit ex duobus spermatibus et quia pauca erat ad ejus complementum sufficiens fuit et addita caro levis spongiosa. Pulmo compositus est ex carne dicta et ramis arteriae venalis et cannae pulmonis, calidus est et siccus naturaliter, quod patet per voluntatem sui motus, frigidus et humidus accidentaliter, quoniam ejus substantia est rara et cerebro recte supponitur a quo recipit materias XV[a]
frigidas humidas catarrosas. Est autem pulmo divisus per medium sicut est totum pectus a panniculo habente ortum a dyafragmate de quo postea apparebit. Utilitas istius divisionis pulmonis fuit, ut si alteri ejus parti accideret laesio, pars altera sana maneat et illaesa, quae possit totius pulmonis juvamenta et officium exercere. Utilitates creationis pulmonis in corpore tres fuerunt, prima ut ab extra extrahat aërem frigidum ad cordis refrigerium et juvamentum, secunda ut aërem attractum alteret et purificet antequam ad cor transeat, ne ab ejus qualitatibus lederetur, tertia, ut a corde fumosas superfluitates attrahat ipsas cum anhelitu expellendo. Pulmonis situs est circa capsulam cordis quam cum additamentis suis circumdat et eam contangit, quando aëre est repletus, et quando aër expellitur non tangit; quando autem attrahit aërem, repletur et magnificatur donec fere totam concavitatem pectoris repleat, et

quando expellit aërem cum anhelitu, tunc inanitur et vacuus fit sicut folles aut sicut vesica cum ab aëre evacuatur.

Dyafragma est membrum officiale compositum ex duobus panniculis inter quos est caro intermedia lacertosa, cujus situs est circa medium corporis ex transverso sub regione spiritualium dividens ipsam a nutrimentiis. Quid est membrum officiale, quid compositum, quid panniculus, quid carnositas, lacertosa, superius est ostensum. Utilitates carnis lacertosae intermediae dyafragmatis duae sunt, prima ut motu suo lacertoso voluntario quandoque uniat motum anhelitus et pulmonis, secunda, ut consolidationem dyafragmatis adjuvet si ipsum contingeret vulnerari. Dyafragmatis situs est quod in anteriori parte sua stomachi orificio, quod a vulgo dicitur furcula, adheret cum osse interiori ossium thoracis, deinde deprimendo se aliquantidum et contrahendo tendit ad dorsum, adherendo costis intra primam et secundam de costis diminutis quae sunt VIII aut IX incipiendo computationem a costis marginis superioribus ad inferiores descendendo; adheret autem extremitate sua inter duas costas dictas, deinde sursum reflectitur nonam circa adhibendo, donec ascendit supra costam superiorem illarum dictarum et tunc ab eo separatur et tendit ad mediam concavitatem corporis donec continuetur sibi invicem et totam eam dividat et ventres duos inter se ut dictum est. Utilitates, quare sic in hoc loco situatur dyafragma, duae sunt: prima fuit, ut membra nobilissima a membris nobilibus separet et inter ipsa distinguat, secunda, ut calor vitalis inferius diffundatur et debilitetur, quare omnis vertus unita fortior est se ipsa dispersa. A superiori dyafragmatis panniculo oritur panniculus qui ipsum cor

circumvolvit qui dicitur capsula cordis et panniculus qui XV[b]
totum pectus dividit per medium. Utilitates panniculi qui totum pectus circumvolvit sunt duae: prima ut calorem intraneum congreget et conservet; secunda, ut membra pectoralia praeservet ab extrinsecis nocumentis. Utililas creationis panniculi qui totum pectus dividit per medium, est, ut si alteri parti pectoris accidat nocumentum, totus vitalis spiritus in parte altera servetur. Utilitates creationis capsulae cordis sunt duae: prima, ut conservet circa cor calorem sibi amicabilissimum, ne per tot pectus diffundatur; secunda, ut cor defendat ab extrinsecis nocumentis. Ab inferiori panniculo dyafragmatis oritur syphac, sicut in ejus anathomia apparebit. Eodem modo ab ipso syphac oriuntur didimí et ab eis oritur syphac ossei i. est panniculus ejus interior qui osseum totum interius circumvolvitur.

Venter communiter vocatur tota regio membrorum nutritiorum, quae durat a dyafragmate inferius intus et extra usque ad renes et pectinem. Ista pars est composita ex duabus partibus principalibus scilicet ex parte exteriori et parte interiori. Pars exterior componitur ex duobus, ex panniculo immediate circumdante omnia membra interiora et undique et vocatur syphac et ex carne lacertosa cum cute exteriori et totum compositum dicitur mirach. Syphac est membrum spermaticum, officiale, nervosum, ex subtilissimis filis nervorum compositum, frigidum et siccum, sensibile, circumvolvens undique immediate omnia membra nutritiva, habet ortum a panniculo inferiori dyafragmatis ex quo oriuntur didimi ut patebit. Syphac alligatur cum spondilibus dorsi, et stomachus et intestinum et matrix sunt sibi alligatae mediantibus aliquibus ligamentis. Myrach ut dictum est totum compositum remanens ex parte extra

syphac a parte anteriori, nec habet a parte posteriori partem aliquam sibi nec spondiles, praeter aliquas spondiles dorsi et renum. Istud autem myrach habet duas partes, scilicet anteriorem et duo latera; ista latera habent partes superiores, quae latera ventris dicuntur et partes inferiores tangentes partes renum et pectinis et inguinum et dicuntur ylia. Compositio totius myrach et omnium ejus partium est uniformis per totum, est autem compositum ex cute ventris exteriori et lacertis descendentibus a thorące et ex ascendentibus a pectine et aliquibus venientibus ab utroque latere, quorum aliqui sunt longitudinales, aliqui latitudinales, aliqui transversales; per longitudinales viget attractiva, per transversales retentiva, per latitudinales expulsiva, quare juvant expulsionem fecus, ventositatis, stercoris et urinae. Utilitates quare myrach fuit carnosum, spissum, sunt duae: prima ut spissitudine sua et carnositate sua
XVI[a] vertutem fortificet digestivam, ita ut praeservet nutritivam ab extrinsecis nocumentis. Sicut syphac immediate circumvolvit omnia nutritiva, ita myrach immediate circumdat syphac et quidcunque est in pariete ventris totum compositum extra syphac est myrach, sicut patet per Galenum qui praecipit, quod in suendo vulnera ventris parietis suatur totum myrach cum syphac, sed nihil aliud cum syphac potest sui nisi idem. Ergo illud totum est myrach. Pars secunda principalis ex qua componitur regio nutritiorum sunt ipsa membra nutritiva, interiora ista sunt VI numero: stomachus, intestina, zirbus, epar, cistis fellis et splen. Dictum fuit supra capitulo de anathomia colli, quod via cibi incipit ab ore et transit per collum et per pectus, donec perforet dyafragma. Hoc facto statim dilatatur et constituit orificium stomachi et ipsum stomachum cujus forma

est fere rotunda, aliquantidum tamen ab uno latere est gibbosa. Stomachus est membrum officiale compositum a divino(?) spermaticum nervosum sensibile, in quo prima digestio celebratur. Est autem officiale officio toti corpori necessario, unde si officio abstineat necessarium est quod pereat totum corpus. Est enim toti corpori. Est autem stomachus habito respectu ad suam operationem membrum non solum principale et nobile, imo principalissimum et nobilissimum, quia deficiente ab officio membra principalia corrumpentur. Componitur autem stomachus ex duobus panniculis, quorum interior est nervosus, villosus, exterior planus et carnosus; interior panniculus habet villos longitudinales per quos attrahit, et transversales, per quos retinet; exterior habet latitudinales, per quos expellit. Est autem orificium stomachi strictius altiori. Utilitas, quare tunica interior fuit nervosa est, ut suam sentiat inanitionem. Utilitas quare exterior fuit magis carnosa, est, quia calore et spissitudine sua digestivam adjuvaret. Interior panniculus vel tunica ex chili succositate nutritur; exterior nutritur ex sanguine ab epate delegato et vivificatur ab arteria ab ipso corde veniente. Utilitates, quare orificium superius est largius inferiori, sunt duae: prima quia per ipsum transeunt grossiora cibaria indigesta; secunda est quia per ipsum transeunt cibaria in majori quantitate, scilicet cum chilositate et trahunt versus hepar.

Primum ex intestinis, quae sunt sex numero vocatur duodenum, eo, quod longum est ad mensuram 12 pollicum transversalium ejus, cujus est; habet etiam duas tunicas sicut mery et stomachus et cetera intestina. Cum isto primo intestino duodeno continuatur intestinum gracile sive involutum quod idem est. Cum praedicto continuatur intestinum je-

junum quod semper est vacuum etiam in animalibus mortuis. Est autem vacuum propter duas causas: prima est quia per ipsum mittitur colera a cisti fellea ipsum modificans fecum
XVI[b] faciens expulsionem; secunda causa, quia in ipso plures mesaraycae radicantur ab ipso attrahentes. Quartum intestinum quod cum ipso continuatur est saccus sive orbis, quod idem est, et habet unicum orificium, in quo conficitur prima digestio et completur. Utilitas, quare habet unicum orificium est, ut in eo faeces diutius immorentur donec a mesaraycis ultimis in eo radicatis totum fecum succositas extrahatur. Quintum intestinum cum isto continuatur et vocatur colon, quod feces recipit ab omni villi (?) denudatas et ideo ad ipsum nullae mesaraycae extenduntur. Situatur autem a parte anteriori juxta syphac ex transverso ventris supra omnia cetera intestina. Sextum intestinum cum praedicto continuatur et vocatur longaon et terminatur ad anum et est ultimum, et habet versus finem inferius IV musculos, qui feces exeuntes a remanentibus separant et quandoque voluntarie retinent et expellunt et ipsum claudunt et aperiunt sicut clauditur et aperitur una bursa. Utilitas prolongationis et involutionis intestinorum fuerunt tres: prima est, cum accipitur cibus, esset necessarium homini, ipsum emittere indilate; secunda, ut in ipsis compleretur tertia digestio incompleta; tertia, ut cibi succositas evadens uni mesaraycarum ordini ab altero.

Epar est membrum principale officiale compositum a prima creatione spermaticum, quantitate completum a sanguine, insensibile per se, sensibile per accidens, circumdatum panniculo livoso, in quo secunda digestio celebratur; quod sit principale, manifestum est; officiale est sicut stomachus. Componitur autem ex materia sperma-

tica nervosa; quia generantur ejus venae et quia parum erat quantitate, ideo addidit ei natura sanguinem coagulatum ad quantitates sufficiens complementum. Utilitates, quare fuit dicto panniculo involutum, fuerunt duae: prima, ut substantia ejus quae viscosa non est, nec tenax simul non colligeretur et conficeret, secunda, ut per ipsum sentiat quod per se non facit, ne inscienter ledatur ab extrinsecis nocumentis. Utilitas, quare epar est sanguine coagulatum, est, ut chilus ab ipso stomacho veniens in colorem sanguinis convertatur. Epatis substantia habet formam quasi manus additamenta, ejus sunt quasi digiti, unde in aliquibus sunt V, in aliquibus IV, in aliis III. (Figur im Original-Text.) Gibbus epatis est sicut pecten manus; syma ejus est sicut vola vel palma manus vel concavitas. Utilitas, quare talem formam habet est, ut melius stomacho applicetur; applicatur enim stomacho sicut manus pomo in ipsa contento. Utilitas quare sic applicatur est, ut confortet stomachi digestivam. Est enim ejus calor stomacho sicut ignis caliditas caldario vel lebeti. Est autem locus XVII[a]
vel situs hepatis a dextra parte stomachi immediate ipsum contangens, parum declinans ad inferius sub ejus fundo. De epatis substantia interiori spermatica praedicta generantur tres venae secundum quosdam, secundum alios solum duae et omnes ab ejus substantia sicut a trunco radicantur, una ab ejus syma in concavitate oritur, quaedam magna vena, quae vocatur porta, a qua omnes venae mesaraycae habent ortum, quorum secundum diversos numerus est divisus et sunt dictae venae sicut sunt rami arboris sine trunco. Istarum mesaraycarum quaedam continuantur cum fundo stomachi, quaedam cum duodeno, quaedam cum jejuno, quaedam cum orbo sive sacco

et reportant ab istis ad epar cibi succositatem. Utilitas, quare mesaraycarum sunt plures ordines, fuit, ut si quid uni ordini evaserit, ipsum suscipiat ordo sequens, et in istis mesaraycis incipit digestio secunda, sicut in ore incipit prima et chilum portant ad venam portam aliqualiter alteratum et per venam portam subintrat epar et per ejus substantiam dispergitur et digeritur in medio sicut capitulo de generatione humorum apparebit. Officium venae portae et mesaraycarum est a membris dictis ad epar a corpore ab ipso hepate ad reliqua membra nihil deportare postquam venae capillares, quae sunt radices portae venae, diffuderunt se per totam epatis substantiam, et tendunt omnes versus epatis gibbum et ad unam cedunt unitatem et constituunt magnam venam, quae exiens ab hepate vocatur vena ramosa vel hylis, vel profunda, quae, secundum quod visum est in anathomia brachiornm, dividitur in duas venas, quarum altera ascendit, altera descendit, et quaelibet istarum dividitur usque ad venas capillares unde mediantibus istis et earum ramis portantur(?) ad singula corporis membra sanguis ab hepate nutritius. Tertia autem vena, quae secundum quosdam oritur immediate a substantia hepatis, secundum alios a vena ramosa, est vena arterialis portans ab epate ad pulmonem sanguinem nutritivum colericum et subtile, quae sola duabus tunicis est confecta. Utilitas quare ipsa habet duas tunicas est, quia portat sanguinem colericum multum longe, scilicet ab epate ad pulmonem. Officium venae arterialis vel venae profundae et omnium ramorum ipsorum est portare ab epate ad cetera membra nutrimentum et nihil ad hepar a membris ceteris reportare. Omnes aliae venae a vena arteriali et omnes earum rami sive mesaraycae una tunica sunt contenti et oriuntur ab epate mediante ramosa sive porta.

Cistis fellis est membrum officiale compositum spermaticum nervosum et cetera et est sicut panniculus dependens a latere epatis et est receptaculum colerae. Habet autem tres portas: unam per quam attrahit coleram ab XVII[b]
hepate; utilitas est, ut sanguis nutritius a colera depuretur; secundum porum habet per quem mittit coleram ad intestina. Utilitas ejus est, ut ipsa stimulet atque lavet. Tertium porum habet, per quem mittit coleram ad fundum stomachi; utilitas cujus est, ut digestionem stomachi fortificet et confortet. Utilitas creationis cistis fellis fuit ut in ipsa colera aggregetur et ab ea sanguis mundificetur, ne per sanguinem a colera infectum membra inficerentur et ipsum etiam abhorrerent. (Figur im Originaltext.)

Splen est membrum spermaticum officiale etc. sicut epar, et receptaculum melancholiae. Utilitas creationis splenis fuit, ut sanguinem nutritium ab humore melancholico depuraret. Splen situatum est juxta sinistrum latus stomachi inter ipsum et costas tendens versus dorsum. Splen habet formam oblongam sicut patet hic (cfr. Figur im Original).

Zirbus et omentum idem est et est membrum officiale compositum ex vena et arteria, quae nutriunt et vivificant exteriorem panniculum stomachi a quo dependet, et contexunt ipsum hujusmodi arteria et vena, quibus additur ad ejus perfectionem sanguis liquidus a frigiditate coagulatus, unde sequitur, quod est frigidus et siccus. Utilitates creationis zirbi fuerunt duae: prima, ut nutritiva defendat ab extrinsecis nocumentis; secunda, ut stomachum et cetera nutritiva sua spissitudine eorum digestionem comfortet. Zirbus dependet usque ad pectinem et omnia nutritiva circumdat propter utilitates supradictas; cujus forma talis est sicut hic patet (Figur im Original).

Anathomia matrīcis.

Membra genitalia in muliere sunt tria, scilicet matrix, vasa, testiculi. Quamvis matrix sit membrum generatum et non nutritium, habet tamen situm et locum in regione nutritiorum inter intestina et dorsum supra vesicam prope longaonem et est alligata dorso ligamentis laxis, ut tempore partus relaxetur. Matrix est membrum officiale, spermaticum, nervosum, frigidum et siccum compositione, habens in mulieribus duas concavitates manifestas, in ceteris animalibus tot habet, quot habet mamillas ant capita mamillarum. Matrix habet formam vergae inversae, unde collum est sicut verga, fundus est sicut osseum virorum. Collum matricis est villosum, rugosum; circa ejus medium sunt venae in verginibus, quae deflorationis tempore corumpuntur; in lateribus orificii ejus exterioris sunt duo testiculi et duo vasa spermatica, quae sunt vasis hominis aliquantutum breviora; a quibus vasis tempore coitus ad fundum matricis impellitur muliebre sperma et cum viri spermate commiscetur. (Figur im Original.) Matrix plures venas
XVIII^a habet ab epate, quae portant fetui impregnationis tempore nutrimentum, et eaedem venae tempore nativitatis ad matricem portant a ceteris membris superfluitates, ex quibus menstrua generantur, quae a natura tempore debito expelluntur. Matrix habet collum longum sicut urinale, in duabus extremitatibus sui colli sunt duo orificia scilicet intrinsecus et extrinsecus, unde post conceptionis tempus intrinsecus clauditur et extrinsecus remanet; sicut fuit, quod omni tempore potest aperiri et claudi, et vocatur

vulva vel cunnus, et est foramen extrinsecus sub ventre in regione pectinis et habet in sui medio panniculum lacertosum exterius aliquantulum apparentem. Cujus creationis duae sunt utilitates: prima, ut per eam urina exeat, ne per totam vulvam dispergatur, secunda, ut cum mulier sedet coxis apertis alteret aërem sicut facit uvula os subintrantem. (Figur im Original.)

Anathomia rerum et vesicae et partium ejus annexarum.

Cum regione nutritiorum subtus immediate continuatur regio renum, quae ex duabus partibus principalibus componitur, scilicet ex parte exteriori et parte interiori. Ab ejus parte posteriori pars exterior componitur ex carne lacertosa exteriori etc. et ex V spondilibus, qui renum dicuntur spondiles; pars interior regionis rerum componitur ex IV partibus, ex lumbis et renibus ex axungia et vesica. Lumbi sunt carnes lacertosae longitudinales intra costas inter ipsas et syphac jacentes, juxta duo latera spondilium sicut cervices et lungae pertenduntur exterius supra lumbos sicut supra culatram mediante syphac sicut jacent linteamine renes. Renes sunt membra officialia composita ex duobus spermatibus et carne lacertosa dura. Renes sunt duo: scilicet dexter et sinister; dexter aliquantulum est altior sinistro. Situs eorum est juxta suos spondiles quibus alligantur, unus ab uno latere et alter ab altero; a quolibet rene, scilicet a materia ejus spermatica, oriuntur duo nervi, qui vocantur pori uritides i. e. urinales canales et sunt concavi, quorum unus tendit ad venam ramosam et defert ab ea ad renes aquositatem urinalem non penitus a sanguine denudatam. Ab hujusmodi aqua sic attracta a

renibus exeunte attrahit et segregat vertus eorum discretiva sanguinem ad ipsorum nutritionem et haec aquositas tunc sic denudata urinalis aquositas appellatur quae per
XVIII^{b} poros duos uritides mittitur ad vesicam (Figur im Original!) Axungia est quaedam crassicies, quae circumvolvit renes, est etiam membrum officiale creatum a sanguine menstruo liquido a frigore congelato et ideo a nimio calido dissolvitur, et est frigidum et humidum, ut caliditatem renum acquisitam ab urinae mordicatione obtemperet. Subtus renes aliquantulum inter os pectinis et longaonem est locus vesicae.

Vesica est membrum officiale compositum ex duobus panniculis, nervosum, frigidum et siccum compositione, cujus collum est aliquantutum carnosum in viis longum cum verga continuum transiens per perytoneon, curtum in mulieribus cum vulva continuum. Cum vesica prope ejus collum continuantur pori uritides portantes urinam a renibus subintrantes duo foramina tunicae exterioris prope collum. Cum autem hujusmodi urina sic intravit inter duas tunicas motu naturali aliquando quamdiu inter tunicam et tunicas deportatur ascendendo versus fundum, quia fundus est superior collo in situ, et tunc invenit tunicam interiorem perforatam et concavitatem vesicae subintrat., et quia sic inter duas tunicas portatur urina, ideo accidit, quod quanto plus vesica repletur urina, tanto intus se tunicae firmius concoguntur, et quia foramina ambarum tunicarum non recte sibi invicem opponuntur, ideo per ipsa non potest urina redundare, nisi collum sit adeo opilatum, quod nihil possit penitus pertransire; in collo est lacertus, qui quando stringitur, retinet urinam, et quando laxatur, urina egreditur in instanti (Figur im Original!)

Anathomia hancarum.

Cum spondilibus rerum immediate continuantur tres spondiles separati et illis continuantur spondiles conjuncti, qui constituunt os caudae et isti tres dicuntur ab aliquibus spondiles hancarum; sive sint sive non, hoc non ponit diversitatem in opere cyrurgico. Ecolligatur igitur numerus spondilium. Collum habet 7, dorsum 12, renes 5, hancae 6 et sunt 30; quilibet spondilis est perforatus per medium secundum longum, per cujus foramen transit nucha; quilibet habet 4 additamenta et aliqui habent plura; quilibet habet foramina lateralia, per quae nervi exeunt et venae et arteriae subintrant. Quilibet spondilis exceptis spondilibus duobus sibi conjunctis ligamentis fortibus alligatur, ut vix unus moveatur sine altero, et tota ista conjunctio spondilium vocatur spina sive dorsum et est fabricae totius corporis fundamentum. Cum ultimo osse caudae vel spondili dicto composito continuantur ossa hancarum, quibus ipsis alligantur omnia ossia(?) inferiora XIX[a]
et sustinent omnia ossa superiora, quando homo erigitur, et ipsa sunt versus caudam cartilaginosa et magis gracilia quam a parte anteriori et unumquodque eorum habet in extremitate anteriori unam pixidem, in qua volvitur extremitas superior ossis coxae, quae vertebrum appellatur, et tota junctura composita ex pixide et vertebro vocatur hanca, aut junctura hanchae. Cum ossibus dictis hancarum continuatur os pectinis, quod secundum quosdam est eorum pars, secundum alios est unum os ab eis diversum, secundum alios sunt duo ossa. Unumquodque ossium hancarum secundum antiquos habet IV additamenta sive IV partes; tamen secundum cyrurgicos quodlibet eorum computatur unicum os, et os pectinis similiter unicum os, quod ab

eis est divisum, praeter dictos spondiles hancarum dici debeant et praeter dicta alia ossa hancarum est pars exterior inferior hancarum multum carnosa profunda, spissa, et istae partes vocantur nates.

Anathomia pectinis et inguinum.

Sub regione nutritiorum immediate a parte interiori continuantur cum mirach et aliis regionibus pectinis quae immediate contangit generativa membra. Ista regio pectinis habet partem interiorem ossuosam, cujus anathomia et compositio visa est; habet similiter partem exteriorem, quae extenditur a myrach ad vergam et ab una coxa ad aliam. Ista pars exterior composita est ex pectine et inguinibus; pecten vel locus pectinis est locus pilosus qui circumdat radicem vergae tam superius quam lateraliter.

Inguina sunt plicaturae, quae sunt in termino inter pectinem et yleon et coxas et sunt emunctoria epatis et testiculorum secundum quosdam, et habent interius spaciositatem magnam, in qua est caro spongiosa, rara, glandulosa quae quandoque imbibit superfluitates sibi a testiculis et epate delegatas et in illo loco superius fiunt apparata per viam derivationis quae vocantur bubones.

Anathomia membrorum generativorum.

Sub regione pectinis immediate est regio generativorum membrorum quae continuatur ad anum. Componitur autem ista regio ex duabus partibus principalibus scilicet ab exteriori et interiori; exterior pars duas habet partes, scilicet vergam et osseum. Verga oritur a quadam cartilagine, quae est de substantia ossis caudae et est virga contexa ex nervis, venis et arteriis pluribus, qua fit aliquod

aliud membrum suae quantitatis et est concavum, ut quandoque repleatur spiritu et vapore. Habet autem duo foramina, scilicet foramen per quod transit urina, et illud est altius, et foramen, per quod emittit materiam spermaticam quod est inferius. Avicenna ponit tertium foramen, XIX[b]
per quod emittit pollutionem insensibiliter. Est autem caput virgae ex duabus compositum partibus, scilicet exteriori et interiori; pars exterior est cutis mobilis, quae potest ad posterius pelli et vocatur perytoneon. Utilitas ejus motus est, ut cum fricatione sua expulsio materiae spermaticae juvaretur. Utilitas creationis praeputii fuit, ut carnem interiorem defendat ab extrinsecis nocumentis. Pars interior capitis anterioris vergae est quaedam caro subtilis musculosa, quae si perdatur a causa, ejus pars non restauratur, si cauterizatur cum ifosata(?) et a forti confricatione non lederetur, cum optime sentit.

Osseum est membrum officiale etc. compositum, et quamvis inter membra generativa computetur, non est tamen principale. Utilitates creationis ejus fuerunt duae: prima ut testiculos et vasa spermatis sua spissitudine et pilis calefaciat et confortet, secunda, ut ea defendat ab extrinsecis nocumentis. Osseum componitur ex duabus partibus scilicet ex exteriori et interiori. Exterior ejus pars eodem modo ex cute exteriori et lacertis longitudinalibus et latitudinalibus et transversalibus componitur, sicut mirach ventris et propter tot et easdem utilitates, et ideo dicitur et est mirach ossei. Est autem osseum divisum in duas partes manifestas et hoc tam extrinsecus quam intrinsecus. Utilitas hujus divisionis est ut si alteri parti accidat nocumentum, altera sana remaneat et illesa. Interior pars ossei, quae ipsum interius circumvolvit sicut syphac circumvolvit nutritivorum re-

gionem est de substantia dicti syphac et ab ipso est mediantibus dindimis sicut duo coni alicujus sacci aliquantulum solum constricti sunt de ejus substantia nec, ab eo differunt, nisi quia inter eos et saccum fit aliquantulum constrictio et ideo magna pars hujus sic mediocriter constricta quae est inter concavitatem syphac et concavitatem ossei et transit inter carnem exteriorem pectinis, et os pectinis a duobus lateribus vergae dicitur dindimus i. e. dubitandus, quia debet dubitare de relaxatione ipsius aut ruptura. Pars secunda principalis membrorum generativorum, quae dicitur pars interior, ex duobus est, scilicet ex testiculis et vasis spermaticis. Testiculi sunt membra officialia etc.; eorum substantia est composita ex carne glandulosa alba, et dexter ut in pluribus fortior et grossior est sinistro. Per dindimos dictos veniunt ad eos nervi a cerebro, arteriae a corde, venae ab epate, vitam a corde et spiritum,
XX^a a cerebro sensum et motum, ab epate sanguinem nutrimentum sibi deferentes, portatur etiam ad eos per hujusmodi venas et arterias residuum boni sanguinis nutrimentalis omnium membrorum, qui dicitur ab Avicenna superfluitas quarta cibi, ex qua fit materia spermatica, et ulteriorem digestionem in testiculis et vasis recepit, ita quod in testiculis vertute eorum aliquantutum dealbatur et cum ulterius tanta sit ad spermatis vasa ulteriori digestione digeritur et ibi completam formam spermatis recipit et perfectam. Vasa spermatis sunt membra officialia etc. Figura eorum est rotunda oblonga. Situs eorum est inter testiculos et vergam; grossiora sunt propter testiculos et strictiora propter vergam, et istorum extremitates strictiores protenduntur usque ad viam spermatis, quae est in virga et in ipsa terminatur ad ipsam materiam spermaticam deferentes.

Anathomia ani et perytoneon.

Sub regione generativorum membrorum immediate situatur et contexitur regio ani, quae est ex duobus composita, ex perytoneo et ano; perytoneon est locus, qui est continuus a parte interiori cum osseo usque ad circulum ani. Anus est circulus pudibundus, ad quem terminantur exterior et inferior extremitas longaonis, per quem a corpore humano feces et stercora expelluntur.

Anathomia coxarum et omnium membrorum quae sunt juxta.

Sub regione hancarum immediate situatur coxa cum ceteris membris, quae sunt infra et hanchis continuantur et sibi invicem mediante ipsa coxa. Coxa est pars illa quae durat a junctura hanchae usque ad genu. Crus vel tybia est pars illa quae durat a genu usque ad pedis cavillam. Pes est pars illa quae durat a cavilla usque ad digitorum ungues. Anathomia coxae et infra quantum spectat ad cyrurgicum instrumentum est quasi eadem cum anathomia adjutorii. In aliquibus tamen differt, in numero ossium non differt, in situ ossium differt in duobus locis, scilicet in genu et talo. In genu quod super genus juncturam est rotula, quae dicitur ab aliquibus oculus genu ad juncturae conservationem, sed super cubiti juncturam non ponitur os ab aliis distinctum, sed solum est ibi additamentum rostrale, ut visum est. In secundo differt quia junctura cavillae pedis et in talo non sunt nisi VII ossa, sed in eadem junctura in manu sunt ossa VIII. In musculorum, cordarum, lacertorum, nervorum, cutis numero vel positione non differt. In numero arteriarum venarum non differt. In situ earum vel positione differt aliquantulum

secundum quod compositio et forma totius coxae et infra differt a compositione et forma brachiorum. Venae, quae
XX[b] communiter phlebotomantur in coxa pedis sunt quattuor: saphena, sciatica, renalis et ea quae est sub poplite vena, quae est sub curvatura genu vel poplitis phlebotomatur propter aegritudines matricis propter retentionem menstrualem et multum evacuat a toto corpore et multum debilitat. Saphena phlebotomatur inter cavillam et talum, cujus phlebotomia valet ad passionem inguinis, vergae, testiculorum et matricis. Sciatica est et phlebotomatur inter cavillam exteriorem et talum, cujus phlebotomia valet ad passiones renum et hancarum. Renalis phlebotomatur inter minimum articulum et auricularem, cum phlelotomia valeat ad cancrenas, malum mortale, varices, phlegna falsum, et omnes passiones melancholicas tybiarum.

Recapitulacio omnium ossium totius corporis quantum spectat ad cyrurgicum instrumentum, et secundun quod prius persecutum(?) est descriptio per singula membra est, quantum sunt 205. In craneo sunt 6, in naso duo, in mandibulis quatuor, in collo est os basillare et sponliles 7, in humeris sunt 5, in quolibet brachio et qualibet coxa sunt 30, ita quod in ipsis sunt sexies XX[ti], in dorso sunt 12 spondiles, in quolibet latere sunt 12 costae, in thorace sunt ossa 7; spondiles renum sub dorsi spondilibus sunt 5, deinde sunt spondiles hancarum et caudae 6 Ossa hancarum sunt duo. Os pectinis est ost unicum. Sed tamen aliqui volunt facere de duobus ossibus aut de puribus unicum aut de uno osse plura, aut si velit computare dentes de numero ossium aut non computare, etiam quodnumerus dentium diversus est in diversis, secundum hoc dictus est numerus dictorum ossium; secundum diversos poterit minui vel augeri. Praeter autem dicta ossa sunt adhuc aliqua et vocantur ab auctoribus sesamina i. e. replentia concavitates, quae reperiuntur in singulis juncturis singulorum digitorum et in juncturis aliis in corpore, quae sunt parvissima quasi rotunda, quae si cum praedictis addantur adhuc erit praedictus eorum numerus augmentatus.

Explicit anathomia.

Druckfehler-Berichtigung.

Seite 14	in der Anmerk.	Zeile 2	v. u.	lies:	theorice.
- 14	- -	- 3	- -	-	Armondavilla.
- 15	Zeile	7	v. u.	lies:	Richardus statt Richardi.
- 17	-	12	- -	-	per statt par.
- 21	-	7	- o.	lies:	aër.
- 25	-	4	- -	-	est statt et.
- 25	-	11	- u.	-	pluribus.
- 27	-	5	- -	-	sua statt sue.
- 30	-	4	- o.	-	obviarent.
- 31	-	7	- -	-	conjungitur.
- 39	-	7	- -	-	subintrant.
- 39	-	9	- -	-	humores.
- 40	-	2	- -	-	anterior.
- 42	-	14	- -	-	pulmonem.
- 43	-	4	- u.	-	penitus.
- 45	-	8	- o.	-	cum.
- 46	-	3	- -	-	est.
- 47	-	5	- -	-	et statt el.
- 47	-	1	- u.	-	pulmonem.
- 48	-	10	- -	-	nomine.
- 50	-	12	- o.	-	habet.
- 52	-	14	- -	-	membrorum.
- 63	-	10	- -	-	totum.
- 64	-	4	- u.	-	diversus.

FSC
www.fsc.org
MIX
Papier | Fördert gute Waldnutzung
FSC® C083411

Zeitfracht Medien GmbH
Ferdinand-Jühlke-Straße 7
99095 Erfurt, Deutschland
produktsicherheit@kolibri360.de